中国头颈部鳞癌诊疗现状

组织编写　中国临床肿瘤学会

主　　编　郭　晔　张陈平

人民卫生出版社

·北　京·

图书在版编目（CIP）数据

中国头颈部鳞癌诊疗现状 / 郭晔，张陈平主编. 北京：人民卫生出版社，2025. 6. -- ISBN 978-7-117-38118-5

Ⅰ. R739.91

中国国家版本馆 CIP 数据核字第 2025NR3025 号

人卫智网	www.ipmph.com	医学教育、学术、考试、健康，购书智慧智能综合服务平台
人卫官网	www.pmph.com	人卫官方资讯发布平台

中国头颈部鳞癌诊疗现状

Zhongguo Toujingbu Lin'ai Zhenliao Xianzhuang

主　　编：郭　晔　张陈平

出版发行：人民卫生出版社（中继线 010-59780011）

地　　址：北京市朝阳区潘家园南里 19 号

邮　　编：100021

E - mail：pmph @ pmph.com

购书热线：010-59787592　010-59787584　010-65264830

印　　刷：北京盛通印刷股份有限公司

经　　销：新华书店

开　　本：889 × 1194　1/32　　印张：2.5

字　　数：63 千字

版　　次：2025 年 6 月第 1 版

印　　次：2025 年 8 月第 1 次印刷

标准书号：ISBN 978-7-117-38118-5

定　　价：29.00 元

打击盗版举报电话：010-59787491　E-mail：WQ @ pmph.com

质量问题联系电话：010-59787234　E-mail：zhiliang @ pmph.com

数字融合服务电话：4001118166　E-mail：zengzhi @ pmph.com

编委会名单

组织编写　中国临床肿瘤学会

主　　编　郭　晔　张陈平

副 主 编　胡超苏

编　　委（按姓氏笔画排列）

王旭东（天津市肿瘤医院）
石　梅（空军军医大学第一附属医院）
朱国培（上海交通大学医学院附属第九人民医院）
刘　磊（四川大学华西医院）
刘绍严（中国医学科学院肿瘤医院）
李振东（辽宁省肿瘤医院）
杨安奎（中山大学肿瘤防治中心）
杨坤禹（华中科技大学同济医学院附属协和医院）
邱素芳（福建省肿瘤医院）
张　杰（北京大学口腔医院）
张陈平（浙江省肿瘤医院）
张树荣（首都医科大学附属北京同仁医院）
尚　伟（青岛大学附属医院）
宗　红（郑州大学第一附属医院）
胡　漫（山东省肿瘤医院）
胡超苏（复旦大学附属肿瘤医院）
郭　晔（上海市东方医院）
陶　磊（复旦大学附属眼耳鼻喉科医院）
黄晓明（中山大学孙逸仙纪念医院）
韩亚骞（湖南省肿瘤医院）

前　言

头颈部肿瘤作为国内常见的一类恶性肿瘤，其流行病学和诊疗现状长久以来缺乏较为准确的全面概述。头颈部肿瘤的发病部位多样且复杂，外科作为主要的首诊科室，可能涉及头颈外科、口腔颌面外科、耳鼻咽喉科，各学科既有各自擅长的肿瘤亚型，又有不同程度的交叉，导致头颈部肿瘤的诊疗现状在不同学科间存在一定的差别。此外，头颈部肿瘤的治疗不仅需要追求疗效，还需要考虑器官功能和生活质量，因此在治疗模式上需要多学科团队（multidisciplinary team，MDT），包括外科、放疗科和肿瘤内科的团结协作。因头颈部肿瘤呈现出部位亚型和诊疗目的复杂多样的特点，相关领域专业人员迫切需要一本能够全面反映目前国内诊疗现状的专著。

本书在全国20位头颈部肿瘤诊疗专家的共同努力下，通过查阅文献综述、外部数据库及进行问卷调查等多种形式收集数据并加以分析、总结而成。书中全面概述了头颈部肿瘤的流行病学、诊疗现状、指南共识和常见亚型的治疗模式等多维度内容，对于国内从事头颈部肿瘤诊治的专业人员具有一定的参考价值。

郭晔

2025年4月

目　录

1

头颈部肿瘤疾病概述

1.1 概念和范围

头颈部肿瘤是一组发生在头颈部区域的恶性肿瘤，包括口腔癌、口咽癌、喉癌、鼻咽癌和唾液腺癌等。头颈部肿瘤是全球第六大类肿瘤。根据组织学类型，头颈部肿瘤可分为上皮性肿瘤、间叶性肿瘤、神经源性肿瘤、软骨肉瘤、淋巴瘤和其他特殊类型的肿瘤。上皮性肿瘤是头颈部肿瘤中最常见的类型，包括鳞状细胞癌、腺癌、黏液表皮样癌和导管癌。鳞状细胞癌是最常见的上皮性肿瘤，占所有头颈部肿瘤的90%以上，起源于口腔、咽、喉和下咽等部位的黏膜内层。腺癌起源于腺体组织，唾液腺癌可占头颈部肿瘤的4%~14%，黏液表皮样癌和导管癌也可见于唾液腺。间叶性肿瘤起源于结缔组织，包括纤维肉瘤、脂肪肉瘤、软骨肉瘤和骨肉瘤，较为少见，仅占所有头颈部肿瘤的不到1%。脑肿瘤、头颈部淋巴瘤、甲状腺癌等肿瘤虽然发生于头颈部区域，但其组织结构、生物学特性、临床表现和临床诊疗等特点与头颈部鳞癌截然不同。考虑到头颈部肿瘤的高度异质性，本书主要阐述口腔癌、口咽癌、下咽癌和喉癌。

1.2 起源和风险

各类头颈部肿瘤一般有其特定的起源部位和危险因素。口腔癌是头颈肿瘤中最常见的类型之一，起源于口腔黏膜、口腔黏膜下组织、口腔骨骼和口腔周围软组织，占头颈部肿瘤总数的25%~30%。口腔癌的主要危险因素包括吸烟、饮酒、长期口腔刺激、病毒感染以及遗传因素。喉癌可产生于喉部的各个部位，包括声门上方（包括声门上部和声带）、声门下方（包括气管和食管交界处)、会厌和喉软骨。吸烟和饮酒是最常见的喉癌危险因素，其他危险因素包括长期暴露于某些化学物质（如镍、铬、石棉等)、慢性喉炎等。口咽癌起源于口咽部位，包括咽后壁、扁桃体、舌根和软腭等部位，发病危险因素包括吸烟、饮酒和人乳头瘤病毒（human papilloma virus，HPV）感染。与喉癌类似，口咽癌更常见于男性和老年人。

头颈部肿瘤的发病机制复杂，涉及生活方式、工作环境、遗传特征等多种体内外因素和细胞信号通路异常。长期吸烟和饮酒可通过诱导细胞脱氧核糖核酸（deoxyribonucleic acid，DNA）损伤、氧化应激、基因突变、表观遗传改变、炎症反应和免疫抑制等方式促进肿瘤的发生和发展。咀嚼槟榔是头颈部肿瘤，特别是口腔癌患者发病的常见诱因。槟榔中含有的多种生物碱、酚类化合物、黄酮类化合物等，可刺激口腔黏膜上皮细胞和成纤维细胞的增殖和分化，促进胶原纤维的合成和沉积，形成纤维条索和玻璃样变性，还通过诱导细胞 DNA 损伤、基因突变、表观遗传改变等途径导致细胞增殖异常和癌变。HPV 感染促进头颈部肿瘤发生和发展的机制包括整合到宿主基因组、表达 E6 和 E7 蛋白、干扰细胞周期调控、抑制凋亡、刺激血管生成和逃避免疫监视等。EB 病毒（Epstein-Barr virus，EBV）感染通过诱导 LMP1 和 LMP2 蛋白表达、激活 NF-κB 和 STAT3 信号通路等机制诱导细胞增殖和转化、抑制凋亡和免疫逃逸。此外，职业暴露、辐射、免疫缺陷、遗传易感性等因素也是头颈部肿瘤的重要诱因。例如，染料工业中苯并芘等多环芳烃类化合物暴露可引起口腔癌和喉癌，在木材加工业中的木尘刺激可引起鼻咽癌。上述危险因素可导致头颈部肿瘤（鳞状细胞癌）不同亚型分布具有显著的地理差异，使我国头颈部肿瘤的发生呈现地域独特性。我国部分省份（如湖南省等）口咽癌和口腔癌多与当地咀嚼槟榔的生活习惯有关；而国外，特别是北美地区的口腔癌和口咽癌多由与性行为偏好相关的 HPV 感染引起。

我国广东地区鼻咽癌高发，则与 EBV 感染高度相关。

1.3 疾病负担和临床危害

头颈部肿瘤严重影响患者的基本生理功能，导致患者出现呼吸困难、吞咽障碍、营养不良、语言障碍等严重并发症乃至重度失能和死亡。口腔癌、鼻咽癌等头颈部肿瘤及其治疗导致患者外貌和形象损害，如面部畸形、牙齿缺失、面颈部切口等，使患者出现自卑、抑郁、焦虑等心理问题，进而丧失社会功能，如工作能力、人际交往、家庭关系等，导致患者面临失业、人群孤立、人际关系冲突等社会生活问题。此外，昂贵的治疗及康复相关费用会加重患者经济负担。

口腔癌、口咽癌、下咽癌和喉癌等疾病本身及手术、放疗所致的功能障碍，是导致生活质量下降的主要原因。多项研究结果显示，与健康对照组相比，头颈部肿瘤患者的生活质量明显降低。欧洲癌症研究与治疗组织生活质量问卷（European Organization for Research and Treatment of Cancer Quality of Life Questionnaire，EORTC-QLQ）和头颈部肿瘤生存质量问卷（Quality of Life Questionnaire Head and Neck 35 scores，QLQ-H&N35）量表评分结果表明，头颈部肿瘤患者在人体功能、社会家庭角色、情感功能等方面的生活质量明显下降。应用头颈部肿瘤患者生存质量测定量表（The Functional Assessment of Cancer Therapy-Head & Neck，FACT-H&N）评估头颈部肿瘤患者术后生活质量，结果显示肿瘤分期越晚，生活质量越差。头颈部手术或放疗后过度瘢痕挛缩、神经肌肉功能受损可导致咀嚼吞咽困难，严重影响食物摄入。近半数口咽癌患者术后 1 年存在吞咽功能障碍。多数口腔癌、咽喉癌患者需要鼻饲管或胃管摄食。喉癌切除后，吞咽功能障碍发生率可达 50%~94%。清除淋巴结引起喉返神经损伤可导致患者术后发音功能损害。

喉癌切除术后大多数患者言语产生不同程度障碍。部分口腔癌患者术后也可出现发音不清等问题。面部、颈部手术可导致面部畸形、瘢痕，严重影响外表与自我形象。

头颈部肿瘤的疾病特点，决定了临床实践中患者特征的复杂性、临床诊断中综合运用多种手段开展检测的必要性、临床治疗中多学科协作和个体化治疗的重要性，以及对患者心理精神健康等康复管理的长期性。

2

我国头颈部
肿瘤流行病学调查

2.1 流行病学文献数据

针对我国特定地区和特定头颈部肿瘤类型的流行病学研究数据，以往已有陆续发布，但总体而言较为零散并呈现明显的地域性差异，缺乏基于全国范围和包括各类型头颈部肿瘤的流行病学数据。根据全球疾病负担（Global Burden of Disease，GBD）数据库，2019 年我国喉癌发病 4.54 万例，死亡 2.03 万例，伤残调整生命年（disability adjusted life years，DALYs）为 49.79 万人年。1990 年—2019 年，我国喉癌的标准化发病率呈上升趋势，标化死亡率和标化 DALYs 呈下降趋势，喉癌发病率、死亡率和疾病负担在 50~69 岁年龄组开始大幅度增加。

安徽省北部地区和湖南省是我国口腔癌的高发区。2009 年—2015 年湖南省肿瘤登记地区口腔癌发病与死亡分析数据显示：全省口腔癌发病率 4.22/10 万，中标发病率为 3.14/10 万，世标发病率为 3.00/10 万，0~74 岁累积发病率为 0.33%。根据 2021 年湖南省肿瘤登记年报，口腔癌在男性中的发病和死亡均上升明显，已升至男性肿瘤发病的第 5 位、男性肿瘤死亡的第 8 位，这与当地男性咀嚼槟榔等生活习惯密切相关。此外，安徽省北部地区口腔癌的发病和死亡数据分析显示：2015 年—2020 年，收集皖北地区新发口腔癌病例 2 602 例，中标发病率和世标发病率分别为 9.65/10 万和 7.66/10 万；收集死亡病例 867 例，中标死亡率和世标死亡率分别为 3.20/10 万和 2.54/10 万。

采用类似方法对皖北地区口咽癌患者资料进行调研，结果显示，2015 年—2020 年，皖北地区收集新发口咽癌病例 1 020 例，中标发病率和世标发病率分别为 3.91/10 万和 3.12/10 万；

死亡病例 404 例，中标死亡率和世标死亡率分别为 1.56/10 万和 1.24/10 万。

2.2 基于益普索肿瘤数据库的调查研究

近期，一项基于益普索肿瘤数据库的调查研究较为系统地调查了我国头颈鳞癌临床动态的现状和变化趋势。该数据库自 2006 年起每年开展两次数据采集，覆盖多种实体瘤和血液肿瘤类型。此次关于头颈部肿瘤的调查涉及全国 16 个省会城市、直辖市的多家三甲医院和专科医院的肿瘤内科、头颈外科和放疗科，采用调查问卷的方式向临床医生收集数据（病历卡），分析患者特征、诊疗流程和治疗方案及其变化趋势。调查对象分布情况及病历卡收集情况如表 2-1、表 2-2 所示。受访医生均具有主治（5 年以上）、副主任或主任医师职称，每个月治疗头颈部肿瘤患者人数均≥5 例；每位受访医生由专家库名单随机抽取产生，提供的病历卡不超过 10 张。患者均接受药物治疗（不包括单纯手术和 / 或放疗患者）。

表 2-1　2018 年—2023 年上半年调查对象分布情况

年份	医院数量 / 家	医生数量 / 人			
		总数	肿瘤内科	头颈外科	放疗科
2018 年	86	119	76	22	21
2019 年	83	107	64	15	28
2020 年	72	98	61	16	21
2021 年	79	115	78	16	21
2022 年	86	113	75	18	20
2023 年（上半年）	71	100	53	27	20

表 2-2　2018 年—2023 年上半年病历卡收集情况

年份	病历卡总数/个	肿瘤内科病历卡数/个	头颈外科病历卡数/个	放疗科病历卡数/个
2018 年	279	60	156	63
2019 年	264	38	154	72
2020 年	257	35	143	79
2021 年	280	49	151	80
2022 年	270	67	130	73
2023 年（上半年）	231	33	138	60

分析结果显示，鳞癌是头颈部肿瘤的主要类型，约占 95%，且常年保持稳定。在所有头颈部肿瘤中，鼻咽癌占比为 42%～47%，喉癌、口腔癌和下咽癌占比相当（12%～17%）(图 2-1)。头颈部鳞癌（不包括鼻咽癌）患者以男性为主（82%），50 岁

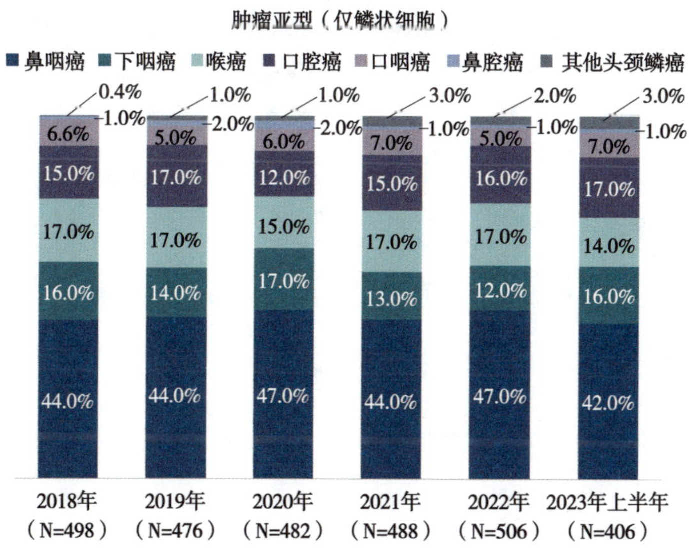

图 2-1　2018 年—2023 年上半年头颈部鳞状细胞癌瘤种分布

以上患者占比超过 80%，吸烟者占比达 76%（图 2-2）。我国头颈部肿瘤的地域分布呈现差异性，华中地区的口腔癌比例高于其他地区，北方地区喉癌和下咽癌高发，华东地区口腔癌和下咽癌占比较高，西部地区口腔癌和喉癌占比最高（图 2-3）。

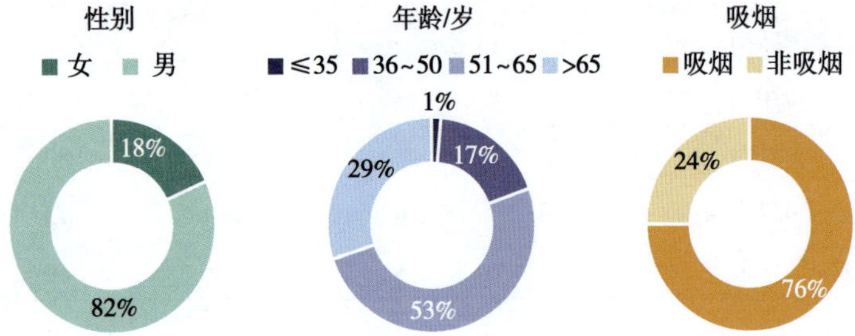

图 2-2　2018 年—2023 年上半年头颈部鳞状细胞癌患者特征（鼻咽癌除外，N=1 581）

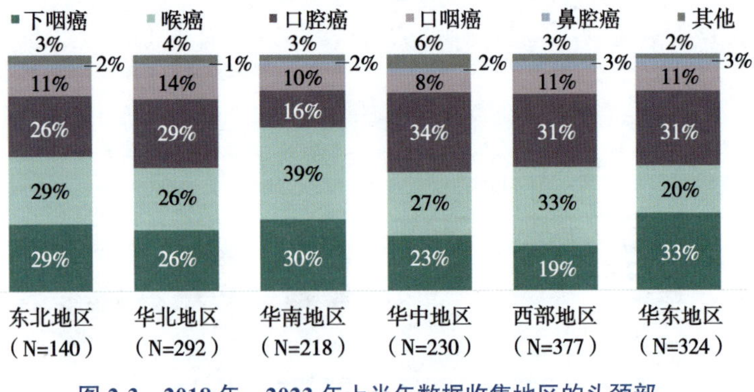

图 2-3　2018 年—2023 年上半年数据收集地区的头颈部鳞状细胞癌瘤种分布（鼻咽癌除外）

东北地区：哈尔滨、沈阳。华南地区：广州、福建。西部地区：成都、重庆、西安。华北地区：北京、济南、石家庄、天津。华中地区：武汉、长沙、郑州。华东地区：上海、杭州、南京、合肥。

3

我国头颈部肿瘤患者诊疗现状

3.1 针对临床医师的调查问卷分析

2017 年 10 月—2018 年 1 月研究者在我国 21 个城市的 100 家三甲医院开展了一项基于问卷的头颈部肿瘤临床实践调查研究：向 272 名临床肿瘤医师发放调查问卷，其中 35.3%受访者来自放疗科，36.4%受访者来自肿瘤科；所有受访者中主治医师、主任 / 副主任医师占比分别为 57%和 43%；71.3%的受访医生来自具有头颈部肿瘤（head and neck cancer，HNC）多学科团队的医院。

这项调查研究显示，受访者在日常临床实践中最常治疗的头颈部肿瘤是鼻咽癌（65.1%），其他依次是喉癌 / 下咽癌（22.1%），口咽癌 / 口咽癌（8.5%）和鼻腔 / 筛窦 / 上颌窦肿瘤（4.4%）。被问及“绝大多数在您这里首次就诊的患者处于哪种疾病分期”时，78.3%的受访者反馈患者首诊时头颈部肿瘤已处于局部晚期，11.8%的回答是处于复发，仅有 9.9%为早期肿瘤；多数患者无法进行局部切除。

这项研究还报道了关于头颈部肿瘤诊断和预后评估问题的访问结果：约 49%和 67.3%的受访医生同意对接受治疗的患者采取表皮生长因子受体（epidermal growth factor receptor，EGFR）和 HPV 检测以了解治疗效果；但 40.8%的受访者认为即使做了 HPV 检测也不会对治疗决策有决定性影响，另有 41.2%的受访者认为 HPV 检测技术还不够成熟。患者预后方面，65.1%的受访者认为年龄 >75 周岁的患者比年龄 <65 周岁的患者预后更差，临床治疗会受年龄增长的影响。

该研究还调查了临床医生对不同疾病阶段患者所采用治疗方案的观点。对于局部晚期头颈部肿瘤，58.5%的受访者认为最佳治疗方案是采取放疗，28.7%和 12.9%的受访者分别认为药物全身治疗和手术是最佳治疗方案。而对于复发 / 转移患者，约 66.6%的受访者认为药物全身治疗是最佳治疗方案。在日常临床实践的处方行为调查中，77.6%的受访医生首选化疗联合抗 EGFR 靶向治疗作为一线治疗。各类复发 / 转移患者的一线化疗方案中，45.2%的临床医生首选 TP 方案（紫杉醇 + 顺铂），其次是 TPF 方案（紫杉醇 + 顺铂 +5- 氟尿嘧啶）、PF 方案（顺铂 +5- 氟尿嘧啶）。绝大多数受访者认可诱导化疗用于局部晚期患者以实现保留器官功能和缩瘤，大多数受访医生（72.1%）会考虑一线治疗缓解后进行维持治疗，但同时近 60%的受访者对诱导化疗的不良反应存在顾虑，约 40%的受访者还对疗效的不确定性以及治疗的经济性存在顾虑。

上述问卷调查结果在一定程度上反映了我国头颈部肿瘤临床诊疗在当时的情况，但调查方法存在明显局限性，包括主观性较强、无法有效评估和调查结果存在偏倚性等问题。随着各类新型治疗方式和治疗理念在临床实践中的推广和应用，近 5 年来诊疗模式均已发生了较为显著的改变。

3.2 基于益普索肿瘤数据库的调查研究

益普索数据库收录的头颈部鳞癌患者中（不包括鼻咽癌，N=1 581），男性占比 82%，51~65 岁患者占比 53%，76%患者有吸烟史（图 3-1）。2018 年—2023 年上半年，≤35 岁患者占比从 15%增加至 20%，>65 岁患者占比在 2022 年和 2023 年上半年分别为 29%和 32%。

2018 年 279 份口腔癌、喉癌或下咽癌病历资料中，60%为新确诊者，25%为随访患者，15%为复发患者。相比之下，2020 年和 2022 年收集的资料中，复发患者比例分别增加至 21%和 25%，这一比例在 2023 年上半年下降至 19%（图 3-2）。在各年度新确诊患者中，不足 25%患者属于Ⅰ/Ⅱ期，超过 70%患者处于Ⅲ~ⅣB 期（图 3-3）。

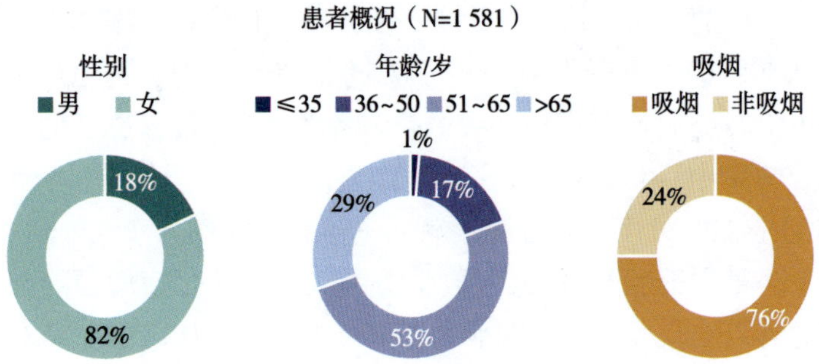

图 3-1　患者性别、年龄和吸烟特征统计

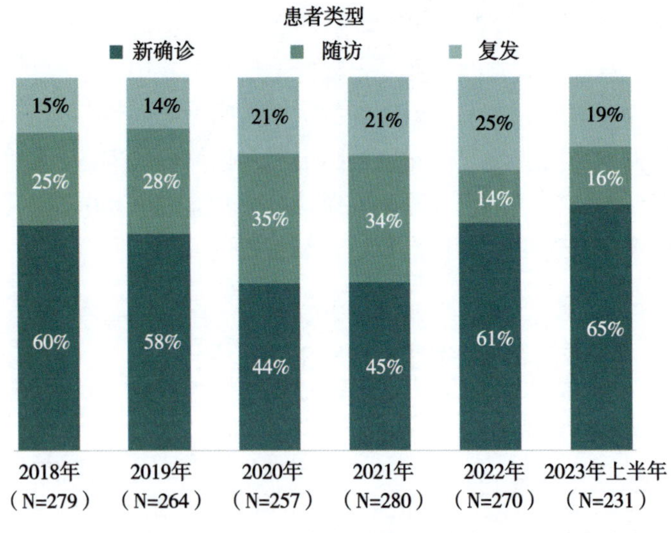

图 3-2　2018 年—2023 年上半年新确诊、复发和随访患者分布

新确诊定义：最近就诊日期与确诊日期相差小于 3 个月。

不同科室的患者特征有明显差异。有资料显示，头颈外科的患者以早期和局部晚期为主，占比达 63%。益普索数据库收录数据显示，2022 年—2023 年上半年肿瘤内科以ⅣC 期和复发患者为主，合计占比高达 79%；放疗科的ⅣC 期患者逐年增加，从 2018 年—2019 年的 16%，增加至 2022 年—2023 年上半年的 35%（图 3-4）。此外，头颈外科管理的新确诊患者中 95%

以上为本科室确诊，而肿瘤内科接收的转诊患者占比从 2018 年的 25%增加至 2022 年的 59%（2023 年上半年占比为 67%）。

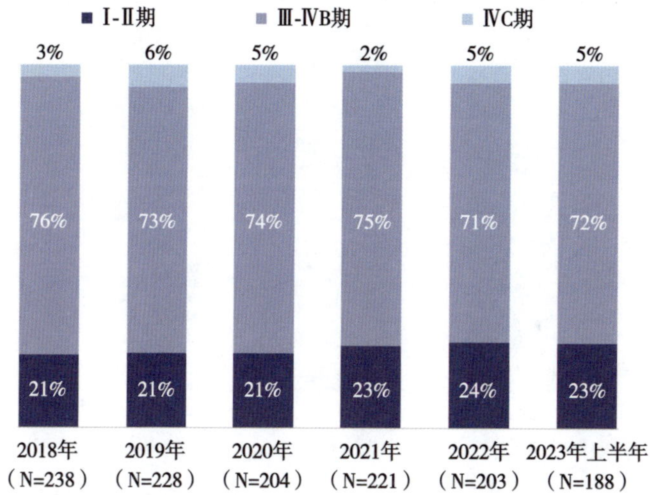

图 3-3　2018 年—2023 年上半年新确诊患者疾病分期分布（除复发患者外）

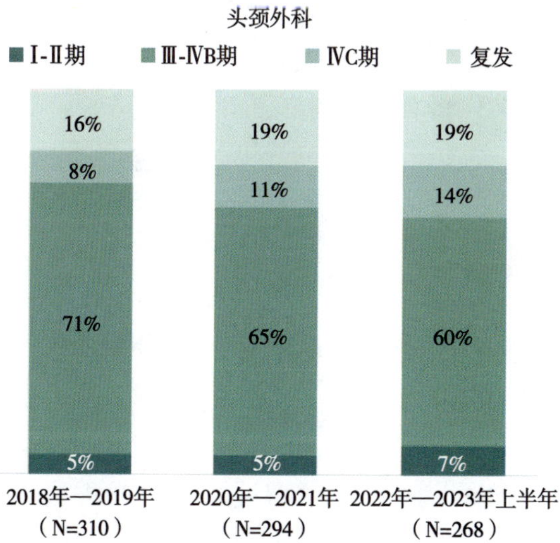

图 3-4　受访科室患者所处疾病阶段分布

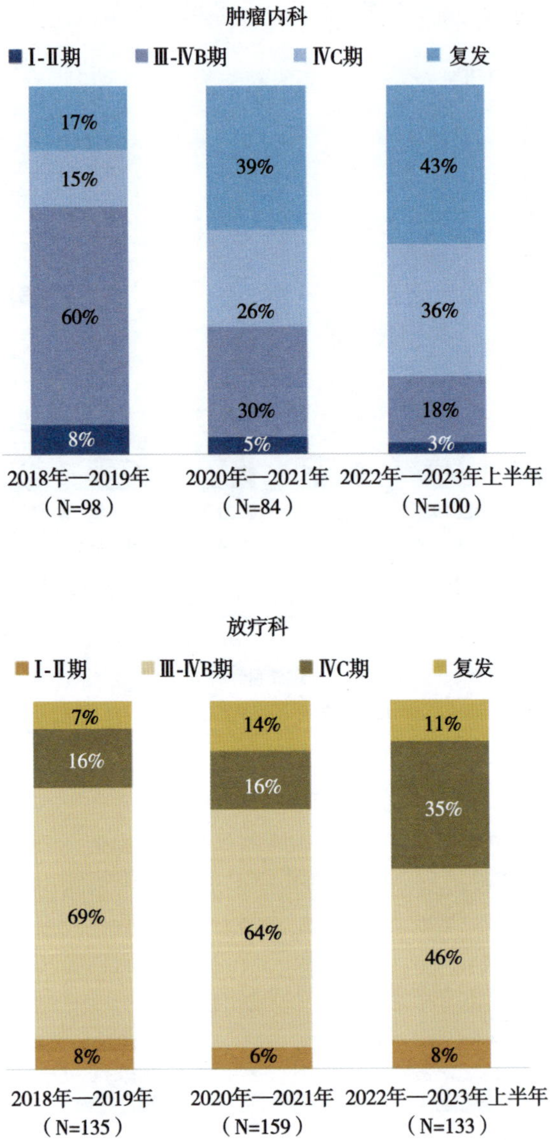
肿瘤内科
I-II期
III-IVB期
IVC期
复发
17%
15%
60%
8%
39%
26%
30%
5%
43%
36%
18%
3%
2018年—2019年（N=98）
2020年—2021年（N=84）
2022年—2023年上半年（N=100）
放疗科
I-II期
III-IVB期
IVC期
复发
7%
16%
69%
8%
14%
16%
64%
6%
11%
35%
46%
8%
2018年—2019年（N=135）
2020年—2021年（N=159）
2022年—2023年上半年（N=133）

图 3-4（续）

局部治疗仍然是早期至局部晚期患者的主要治疗手段。2023年上半年纳入的231例患者资料中，19%为早期患者，均接受了化疗或手术治疗；58%为局部晚期患者，其中适合手术的患者占比为71%，不适合手术的患者接受了单纯化疗或放疗或同步放化疗。复发/转移患者（26%）接受一线治疗，其中9%患者接受单纯免疫治疗，36%患者接受免疫治疗联合化疗，31%患者接受化疗加或不加放疗。接受免疫治疗联合化疗的患者比例明显增加，而接受化疗加或不加放疗的患者大幅度减少。二线治疗方案多以免疫联合治疗为主（44%），接受单纯免疫治疗和化疗加或不加放疗的患者占比分别为11%和22%，较以往略有变化。

免疫检查点抑制剂的出现深刻改变了复发和转移性头颈部肿瘤患者一线治疗模式（图3-5）。免疫治疗的应用大幅度增加：从2019年的2%增加至2023年上半年的51%。接受免疫检查点抑制剂联合化疗的患者占比达36%，而接受单纯化疗或化疗加或不加放疗的患者占比从94%快速下降至32%。与此对应的是，2018年以来，头颈部鳞癌患者程序性死亡受体配体1（programmed death-ligand 1，PD-L1）检测率从5%上升至30%；PD-L1阳性患者中，约90%患者接受免疫治疗。在PD-L1阴性/未检测的患者中，35%的患者接受免疫治疗，21%的患者接受EGFR靶向药物治疗，接受化疗的患者比例大幅度减少。免疫检查点抑制剂治疗的普及程度存在地区差异，华东和华南地区接受免疫治疗的患者约为25%，而东北地区仅为16%。复发和转移性患者二线及后线治疗中，免疫检查点抑制剂已成为主要选择，EGFR靶向治疗位居其次（图3-6）。2023年上半年，55%的患者采用含免疫检查点抑制剂的方案（以联合治疗为主）进行二线及后线治疗，而2019年该比例仅为10%。接受单纯化疗的患者比例则在5年内从100%快速下降至22%。

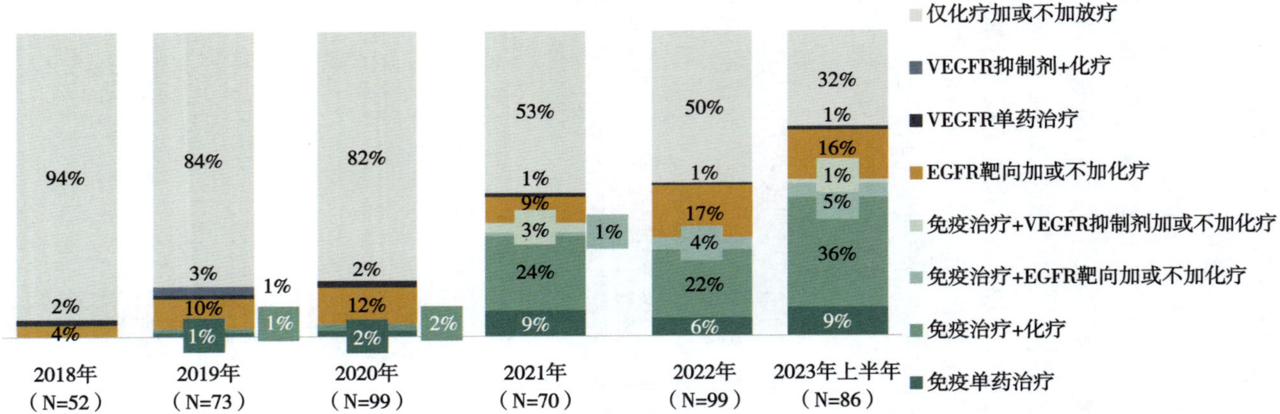

图 3-5　复发和转移性头颈部鳞癌（不包括鼻咽癌）（ⅣC 期）一线治疗模式变化趋势

VEGFR：血管内皮细胞生长因子受体；EGFR：表皮生长因子受体。

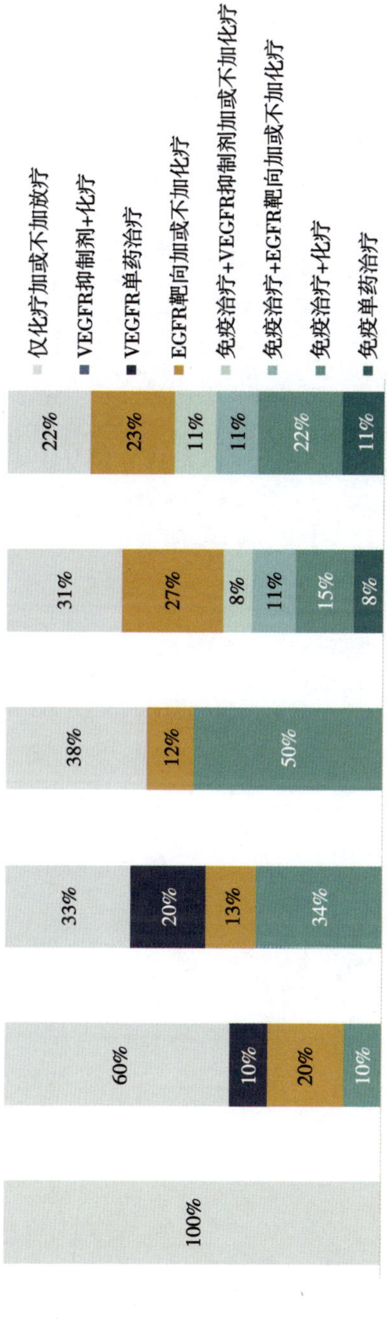

图 3-6 复发和转移性头颈部鳞癌（不包括鼻咽癌）（ⅣC 期）二线及后线治疗模式变化趋势

4

头颈部肿瘤诊疗路径：国内外临床实践观点和经验

4.1 头颈部肿瘤多学科团队管理模式

《头颈部鳞癌综合治疗：中国专家共识 2013 版》中详细阐述了鼻咽癌诊疗路径。通过使用镜检、活检、多种影像学检查并结合 EBV DNA 定量，再根据患者 TNM 分期，推荐在非转移性疾病治疗中以放射治疗为核心、在淋巴结受累和转移性疾病治疗中考虑开展铂类化疗为一般原则的临床管理思路。此外，该专家共识还提出了多学科团队管理（multidisciplinary team，MDT）诊疗路径，对实施 MDT 咨询的标准和方式做出推荐，同时提出设立绿色通道以减少等待时间的观点。该路径结合我国当时的临床实践实际情况，突出了放射治疗在鼻咽癌治疗中的核心作用，同时也反映出对 MDT 在鼻咽癌临床管理中重要作用的基本认识。

MDT 是提高头颈部肿瘤诊疗效果、生存质量的重要方式。需要各专业人员通力协作以实现最大治疗获益。MDT 在头颈部肿瘤临床管理中显示明显优势，具体如下。①综合评估优势：头颈部肿瘤患者可能存在听力、咀嚼、呼吸等多个系统的功能障碍。多学科团队可以进行全面评估，制订出综合性诊疗方案。②提高诊疗效率：不同专业之间信息沟通顺畅，可以避免重复检查，节省时间；同时各专科可发挥专长，提高诊疗质量。③建立连续性护理：多学科团队之间开展常态化的病例讨论，确保治疗方案的连贯性和一致性，保证患者在整个过程中接受连续性照护。④提供综合支持治疗：除专业治疗外，还可以提供营养、心理、康复等支持治疗，以减轻患者痛苦，提高生活质量。⑤个体化综合治疗：根据每个患者的具体情况，制订个体化的预后评估和综合治疗方案，整合手术、放化疗等治疗手段。⑥提高患者依从性：多学科团队增加患者对治疗决策的参与度，提高患者治疗依从性。⑦优化治疗流程：团队成员之间互相协同，规范治疗操作，减少并发症，提高治疗效果。

为了解我国头颈部肿瘤 MDT 临床诊疗实践现状，一项网络调查研究通过在线发放电子问卷的方式在全国范围内开展调研（简称“全国头颈部肿瘤 MDT 实践调研”）。收集到的 122 份有效问卷覆盖了我国绝大多数省份和地区。问卷数量前四位的地区为湖南省、广东省、湖北省和四川省，其次为山东省、江苏省、浙江省、山西省和江西省。参与调查的医院主要为综合性医院、肿瘤专科医院和口腔专科医院。回复问卷的主要科室来源包括外科（头颈外科 / 五官科 / 口腔颌面外科）、放疗科和肿瘤内科（图 4-1）。

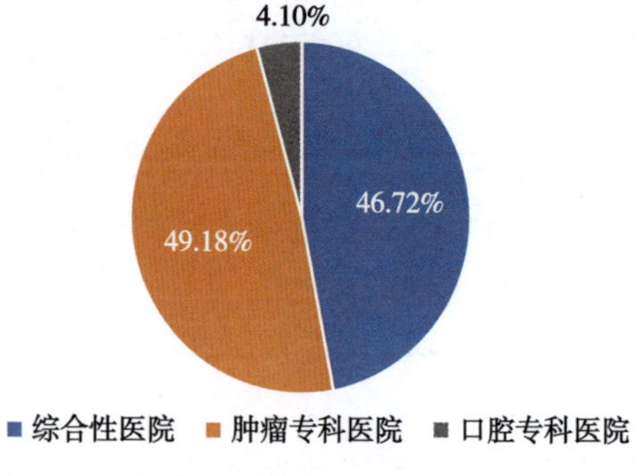

图 4-1　我国头颈部肿瘤 MDT 调查分布情况

上述调查中，超过 90% 的医院在治疗头颈部肿瘤时开展 MDT 诊疗模式，包括住院患者（15.65%）、门诊患者（7.83%）和二者皆有（76.52%）。患者主要来自头颈外科、五官科以及口腔颌面外科（83.48%），放疗科以及肿瘤科（13.91%）和肿瘤内科（2.61%），以局部晚期头颈部肿瘤患者、涉及需要器官保留的患者、疑难肿瘤患者、少见肿瘤患者和需要参加临床试验的患者为主（图 4-2）。

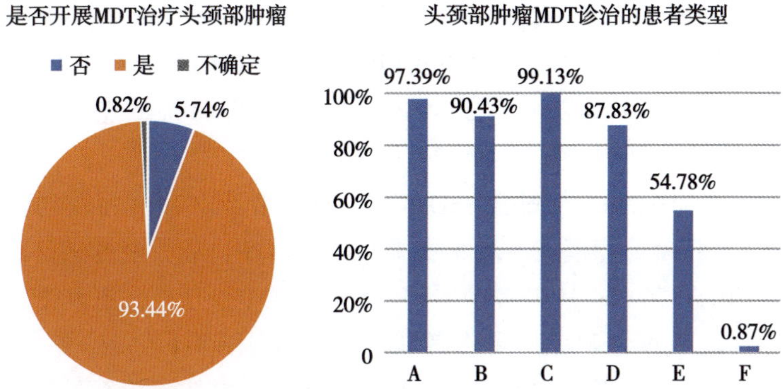

图 4-2 头颈部肿瘤 MDT 开展情况和诊治对象

A. 局部晚期头颈部肿瘤患者；B. 涉及需要器官保留的患者；C. 疑难肿瘤患者；D. 少见肿瘤患者；E. 需要参加临床试验的患者；F. 其他。

头颈部肿瘤MDT诊治的常见病理类型包括口腔癌（25.22%）、口咽癌（6.96%）、喉癌（6.96%）、下咽癌（44.35%）、鼻咽癌（6.09%）及原发性不明颈部转移性鳞癌（10.42%），参与MDT的医生包括头颈外科、五官科、口腔颌面外科、放疗科、肿瘤科、肿瘤内科、放射科和病理科等（图4-3）。

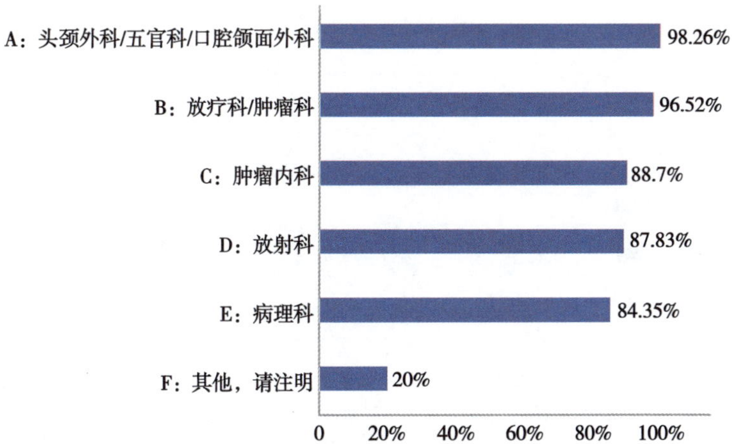

图 4-3 参与头颈部肿瘤 MDT 诊疗的科室 / 医生

MDT 诊疗模式的开展频率多为每周 1 次（66.96%）和按需开展（24.35%）。每次持续时间为 <1h（21.74%）、1～2h（65.22%）和 2h 以上（13.04%）。每次 MDT 诊治的患者人数为 1～10 人（91.3%）、10～20 人（8.7%）。

在全国头颈部肿瘤 MDT 实践调研中，57.39%的受访者认为 MDT 诊疗模式有利于实施个体化治疗，最大限度满足患者的治疗需求；19.13%的受访者认为 MDT 诊疗模式有利于提高诊治效率，避免患者在各科室间奔波（图 4-4）。96.52%的受访者反馈，在 MDT 结束后会对患者出具具体诊疗意见，但仅有 41.74%的受访者反映诊疗意见会被加以归档、更新和分析，12.17%的受访者反映 MDT 诊治意见未被归档和分析。针对具体病例，在问卷回复中反映不同学科间的治疗意见偶尔存在分歧和几乎没有分歧的受访者分别为 80%和 13.91%。一旦发生治疗意见分歧，解决方式包括由 MDT 主席 / 主持决定（47.96%）、由患者 / 家属决定（22.45%）和由提出 MDT 诊治的源头科室 / 医生决定（26.53%）(图 4-5)。

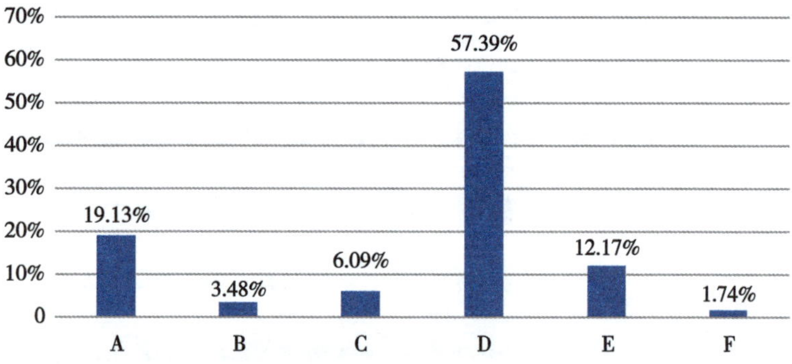

图 4-4　开展头颈部肿瘤 MDT 诊疗的优点

A. 有利于提高诊治效率，避免患者在各科室间奔波；B. 有利于改善治疗效果；C. 有利于降低诊治风险，规避医疗差错 / 事故；D. 有利于实施个体化治疗，最大限度满足患者的治疗需求；E. 有利于增进各学科之间的沟通交流，互相取长补短；F. 有利于临床试验的开展和受试者入组。

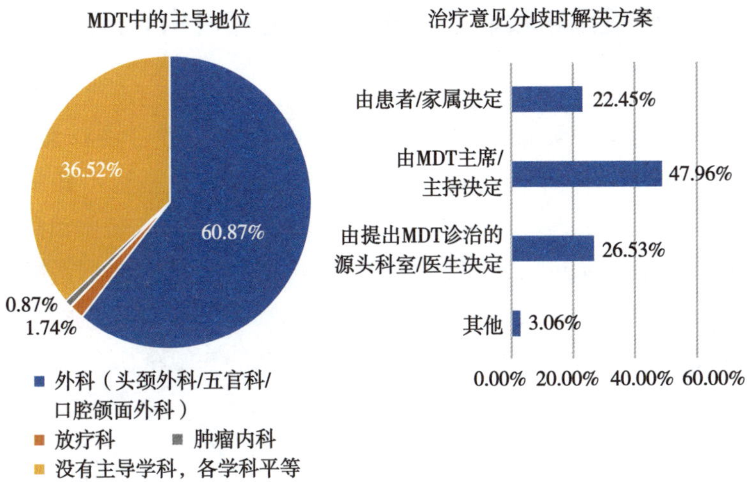

图 4-5　MDT 诊疗的主导地位及意见分歧时的解决方案

尽管 MDT 模式可以加强学科合作，为患者提供最佳的治疗方案，但是目前 MDT 模式的顺利开展仍遇到诸多困难。根据上文提及的全国头颈部肿瘤 MDT 实践调研，最主要的困难是医生太忙，无法统一时间（55.65%），其他困难包括收费问题（33.04%）和各学科往往过于强调各自的治疗理念和特点（35.65%）（图 4-6）。未来需要不断进行实践和摸索，形成科学完备的 MDT 诊疗体系。

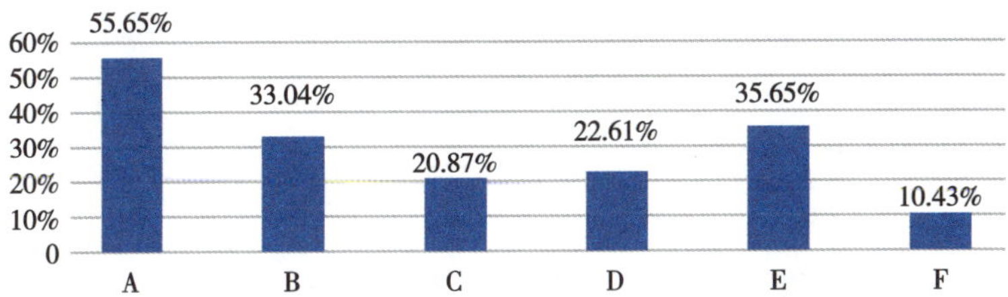

图 4-6　开展头颈部肿瘤 MDT 的主要困难因素

A. 医生太忙，无法统一时间；B. 收费问题，无法体现 MDT 团队的付出；C. 需要讨论的患者太多，过程流于形式；D. 讨论结果往往由患者的源头科室 / 医生决定；E. 各学科往往过于强调各自的治疗理念和特点；F. 其他。

4.2 欧美国家和地区部分医学中心和机构的诊疗路径特点

美国MD Anderson肿瘤中心针对喉癌发布了诊疗路径“MD Anderson cancer center_Larynx Cancer”，包括初治评估、多学科评估会诊、根据病灶位置和TNM分期采取初始治疗、辅助治疗、随访监测、复发评估和治疗的全过程。该诊疗路径有三个突出特点：一是针对机构自身的环境、条件和患者群体拟定符合实际临床实践的、具有可操作性的实施路径；二是自始至终强调、体现多学科团队在临床决策和实施管理过程中的作用；三是流程完善、决策节点清晰，并且重视随访监测。

欧美国家相继将免疫治疗引入晚期头颈部鳞癌治疗后，这类患者的治疗模式也发生了重大变化，并相应地引起诊疗路径的调整。肿瘤免疫治疗学会（Society for Immunotherapy of Cancer，SITC）在2019年发布了关于头颈部鳞癌免疫治疗的共识声明，对免疫治疗用于复发/转移性疾病一线治疗和二线治疗的诊疗路径给予推荐和说明。该路径中，除转移性疾病外，局部复发性（local recurrence）疾病被纳入可考虑进行免疫治疗的情形，也鼓励临床医师基于多学科团队的评估在适宜患者中开展免疫治疗。无论既往是否接受过全身治疗，均可将免疫治疗作为治疗选择，疾病进展后可进一步招募患者进入适宜临床试验。该路径的提出，既反映出晚期患者亟需新型治疗以改善临床获益的迫切需求，也体现了颈部肿瘤免疫治疗从临床试验拓展至临床实践过程中的探索和优化过程。而在2023年欧洲头颈学会（European Head and Neck Society，EHNS）-欧洲肿瘤内科学会（European Society for Medical Oncology，ESMO）-欧洲放射肿瘤学学会（European Society for Radiotherapy Oncology，ESTRO）临床实践指南，进一步确立了免疫治疗在晚期口腔、喉部、口咽和下咽部鳞癌中的标准治疗地位。对于无法进行根治性放射治疗或化疗的转移性或复发/持续性疾病，除既往6个月内接受基于铂类的化疗和免疫治疗的情形，均可使用基于帕博利珠单抗方案的免疫治疗。若PD-L1表达阳性且既往6个月内未接受基于铂类的化疗，帕博利珠单抗单药治疗即可作为标准治疗。

对诊疗过程管理范围的扩展是近年来头颈部肿瘤临床管理理念的显著进步。除疾病因素和治疗因素外，更多可能影响患者诊疗的因素被纳入诊断和治疗后随访中。EHNS-ESMO-ESTRO临床实践指南中，临床诊断环节除了进行疾病分期，还要评估患者的营养状态、合并症、心肺功能和肾功能、（老年患者）疲劳指数、社会心理状态等，以便为后续治疗做好准备。而在制定最佳治疗策略时，需开展多学科团队讨论，除内科、外科、放射科等传统科室外，还需纳入病理科、营养科、心理科等多学科临床医师。而对于局部晚期疾病的初始治疗，要考虑个体化用药的可能性，主要依据p16和PD-L1的免疫组织化学染色（immunohistochemistry staining，IHC）检测结果做出判断。此外，患者在高容量机构接受治疗也是有显著相关性的强力预测因素，提示头颈部肿瘤专科建设或中心建设的重要性。上述理念从诊疗过程的早期准备、实施内容、机构特点等多维度考虑临床路径的优化和可行性，与以往早期诊疗路径多局限于疾病评估和治疗选择的传统认知模式相比，使整个路径管理更丰富、更全面和更具体。

5

头颈部肿瘤标准治疗：基于国内外临床指南推荐的规范治疗

5.1　我国临床指南的主要观点和推荐治疗模式

近年来，为提高我国头颈部肿瘤临床诊疗的规范性、改善临床实践和推动相关从业人员对该领域进展的了解，行政管理机构、行业协会和工作组已相继发布多种临床诊疗指南和专家共识（表 5-1）。这些临床指南和共识的发布，体现了头颈部肿瘤诊治领域专家基于我国国情并结合国内外研究进展的整体认知和实践水平，对头颈部肿瘤的诊断、治疗、康复等方面提出了具体的指导意见和建议。

表 5-1　我国头颈部肿瘤相关临床管理指南及共识发布概况

文件名称	类型	发布机构 / 组织	更新频率	更新时间
《中国肿瘤整合诊治指南—头颈肿瘤》	指南	中国抗癌协会头颈肿瘤专业委员会	每年一次	2025 年
《CSCO 头颈部肿瘤诊疗指南》	指南	中国临床肿瘤学会	每年一次	2025 年
《中国头颈部肿瘤放射治疗指南（2021 年版)》	指南	中国医师协会放射肿瘤治疗医师分会 中华医学会放射肿瘤治疗学分会 中国抗癌协会肿瘤放射治疗专业委员会	不定期	2021 年
《头颈部肿瘤放射治疗相关急性黏膜炎的预防与治疗指南（2023 年更新版)》	指南	中国肿瘤放射治疗联盟 中国抗癌协会肿瘤放射防护专业委员会 中国抗癌协会肿瘤支持治疗专业委员会	不定期	2023 年

续表

文件名称	类型	发布机构 / 组织	更新频率	更新时间
《抗 EGFR 单抗治疗局部晚期头颈部鳞状细胞癌临床共识(2023 年版)》	共识	中国临床肿瘤学会头颈肿瘤专家委员会 中国医师协会肿瘤放射治疗医师分会	不定期	2023 年
《头颈部鳞状细胞癌颈淋巴结转移处理的专家共识》	共识	中华医学会耳鼻咽喉头颈外科学分会	不定期	2016 年
《头颈部鳞癌免疫检查点抑制剂治疗专家共识》	共识	中华耳鼻咽喉头颈外科杂志编辑委员会头颈外科组 中华医学会耳鼻咽喉头颈外科学分会头颈外科学组	不定期	2023 年
《复发 / 转移性头颈部鳞癌免疫检查点抑制剂治疗专家共识(2024 年版)》	共识	中国临床肿瘤学会头颈肿瘤专家委员会	不定期	2024 年
《口腔颌面头颈肿瘤术后康复护理专家共识》	共识	专家组	不定期	2023 年*
《尼妥珠单克隆抗体注射液治疗口腔颌面——头颈部鳞癌专家共识》	共识	专家组	不定期	2021 年
《口腔颌面头颈部鳞癌超声热化疗中国专家共识》	共识	专家组	不定期	2020 年

*：国际实践指南注册于透明化平台（www.guidelines-registry.org）的注册时间。

目前具有代表性的临床诊疗指南包括：中国抗癌协会头颈肿瘤专业委员会发布的《中国肿瘤整合诊治指南头颈肿瘤》和中国临床肿瘤学会（Chinese Society of Clinical Oncology，CSCO）发布的《CSCO头颈部肿瘤诊疗指南》（以下简称CSCO指南）。上述指南是我国头颈部肿瘤领域的权威指南，对头颈部肿瘤的诊断、治疗、康复等方面提出了详细的指导意见和建议，包括病史采集、体格检查、影像学检查、病理学检查、手术治疗、放疗、化疗、靶向治疗、免疫治疗、营养支持、康复等方面。

围绕口腔癌、口咽癌、喉癌、下咽癌、鼻咽癌、原因不明颈部淋巴结转移性鳞癌和唾液腺癌的规范诊疗，CSCO指南强调多学科团队的重要性，特别是对于局部晚期头颈部鳞癌患者，应在治疗全程贯穿MDT原则。根据CSCO指南推荐的“早期和局部晚期头颈部鳞癌治疗原则”，对于$T_{1\sim2}N_0M_0$的疾病，手术或单纯放疗是主要治疗手段。对于淋巴结受累的局部晚期疾病，除手术和放疗外，还需考虑铂类化疗；不适合化疗的患者则应进行放疗联合西妥昔单抗治疗。CSCO指南针对复发/转移性头颈部鳞癌的治疗，分为非鼻咽癌和鼻咽癌两种情况，并根据局部和/或颈部复发以及远处转移进行分期、是否适宜手术以及一线治疗或二线治疗等因素进行分层，进而给出相应的治疗推荐。

此外，围绕具体治疗环节的实施规范，中国医师协会放射肿瘤治疗医师分会、中华医学会放射肿瘤治疗学分会、中国抗癌协会肿瘤放射治疗专业委员会联合发布了《中国头颈部肿瘤放射治疗指南（2021年版）》，中国抗癌协会头颈肿瘤专业委员会和中国抗癌协会放射肿瘤专业委员会共同起草《头颈部肿瘤综合治疗专家共识》《头颈部鳞癌综合治疗：中国专家共识2013版》，中国抗癌协会肿瘤营养与支持专业委员会发布了《头颈部肿瘤放疗者营养与支持治疗专家共识》，相关专家组发布了《口腔颌面头颈部鳞癌超声热化疗中国专家共识》《头颈部鳞癌免疫检查点抑制剂治疗专家共识》《头颈部肿瘤放射治疗相关急性黏膜炎的预防与治疗指南》等。

通过发布上述临床诊疗指南和共识，一方面实现了对国际先进理念、技术和方法的认知和借鉴，另一方面也逐渐形成了对我国头颈部肿瘤诊疗临床实践的具体经验总结。

5.2 欧美国家和地区主要临床指南的主要特点和更新演变

EHNS-ESMO-ESTRO 发布的针对口腔、喉部、口咽和下咽部鳞癌的临床实践指南依据标准操作规程起草和制定。关键内容包括指南章节结构、证据水平（levels of evidences，LOE）和推荐等级的使用、临床获益量表（magnitude of clinical benefit scale，MCBS）等。指南在学术期刊发布并经过同行匿名评审，由 ESMO 指南委员会审批通过。MCBS 是 ESMO 推出的一种用于评估抗肿瘤药物临床获益的标准化评估工具，旨在提供循证依据以协助临床决策、形成临床指导原则或制订公共政策等。该评估工具的使用是 ESMO 指南的特色之一，可针对欧洲药品管理局（European Medicines Agency，EMA）自 2016 年 1 月以来和美国食品药品监督管理局（Food and Drug Administration，FDA）自 2020 年 1 月以来批准的抗肿瘤药物，根据其在不同治疗场景、肿瘤类型（包括不同亚型）、治愈可能性等特点，给予临床获益推荐评分。该指南推荐的总体治疗思路与 CSCO 指南类似，但在针对具体疾病分期的手术 / 放疗方式和化疗 / 免疫治疗选择方面与 CSCO 指南推荐存在部分差异。

相比 CSCO 指南自 2018 年以来的每年更新和 ESMO 指南对特定领域每 1~2 年的更新，美国临床肿瘤学会（American Society of Clinical Oncology，ASCO）发布的头颈部肿瘤相关指南采用了细分癌种的低频率更新策略。ASCO于2017年发布的指南“Head and Neck Cancer Survivorship Care”“Radiation Therapy for Oropharyngeal Squamous Cell Carcinoma”“Use of Larynx-Preservation Strategies in the Treatment of Laryngeal Cancer”一直沿用至今。随后，ASCO又陆续发布了关于HPV检测、p16+口咽癌管理、不明来源头颈部鳞癌的诊断和管理、Ⅱ-ⅣA期鼻咽癌放化疗，以及复发/转移性头颈部肿瘤免疫治疗和生物标志物检测相关的指南。以ASCO发布的“Immunotherapy and Biomarker Testing in Recurrent and Metastatic Head and Neck Cancers: ASCO Guideline”为例，该指南由一个多学科专家组基于系统性综述予以制定，通过检索多个电子文献数据库并挑选符合人群限定、临床干预、对照组设置和临床结果等四方面要求的临床试验报告（3期临床随机对照试验、部分选定的观察性研究），并结合专家临床实践经验制定该指南。指南制定团队除了头颈部肿瘤专业医疗人员外，还包括一名患者代表和健康研究方法学专家，这也是该指南的鲜明特点之一。

美国国家综合癌症网络（National Comprehensive Cancer Network，NCCN）对头颈部肿瘤临床实践指南更新频率较高，每年会发布2个及2个以上的更新版本。内容涉及多学科团队组建、各种具体瘤种的诊疗推荐（包括口腔癌、口咽癌、下咽癌、鼻咽癌、声门型喉癌、声门上型喉癌、鼻窦筛窦肿瘤、上颌窦肿瘤、唾液腺癌等）、随访推荐，以及影像学评估、手术、放疗、全身治疗、营养支持、口腔/牙科评估和管理等。NCCN是一个非营利联盟组织，由33个从事病患护理、研究和教育工作的一流肿瘤中心组成。在过去近30年中，NCCN已发展成为在肿瘤临床治疗领域获得业内高度认可的组织，其发布的临床实践指南也具有临床诊疗决策流程清晰、更新频率高、可持续性好等一系列特点。指南制订过程中会整合肿瘤中心自身的实践经验，并结合临床数据、发表文献、第三方投稿、科学会议、

FDA 评审信息等多方面信息，以制订和更新特定瘤种的临床实践指南。

总体而言，我国临床指南对头颈部肿瘤诊疗的认知基本与国外同步，在部分医疗器械和创新药物的临床应用方面受可及性影响稍有落后，在手术、放疗、化疗等常规治疗模式方面已积累了一定符合我国临床实践、适合我国患者的临床经验，在规范治疗基础上不断完善临床管理。

6

头颈部肿瘤临床治疗研究进展

头颈部肿瘤临床治疗仍然面临重大挑战，受累部位结构复杂、疾病特征多样化和肿瘤学特征高度异质性是重要原因。尽管当前对局部头颈部肿瘤的治疗可取得良好应答，但对主要依靠全身治疗（如化疗）的晚期头颈部肿瘤患者，应答率低、疗效不足、治疗相关不良反应及其导致的终止治疗，可导致高达65%的晚期患者存在疾病复发的高风险和低生存率。目前在综合治疗理念下，通过合理整合局部治疗、放化疗、免疫治疗等多种手段，旨在改善患者生存获益。

6.1 头颈部肿瘤的主要治疗方式

6.1.1 外科治疗

外科治疗在头颈癌临床治疗中发挥举足轻重的作用。手术治疗在早期头颈癌治疗中占据主导地位；在中晚期、部分药物治疗失败的患者中依然可考虑挽救性手术可能。原发灶切除和淋巴结清扫是手术治疗的核心内容；功能保全、修复和结构重建是具有头颈癌鲜明特征的临床管理重要问题。

开放手术仍然是头颈部肿瘤外科治疗的最常用方法。近年来，高清内镜设备在临床得到广泛应用，机器人等新技术、新医疗器械也快速发展，外科治疗的手段、方法逐渐呈现多样化，国内不少医疗机构已可开展激光显微手术、机器人手术等外科治疗。经口机器人手术（transoral robotic surgery，TORS）是国内外指南推荐的早期口咽癌、喉癌和下咽癌等头颈部肿瘤的微创治疗方式，与经口内镜手术相比，TORS术中优势体现在：提供三维立体视野和多倍放大功能，有利于术野纵深结构的精准识别和狭小空间重要神经和血管的保护；术腔置入多个操作手臂和辅助器械，操作更方便、动作更丰富；操作手臂的震颤过滤功能有利于精细操作，减少失误风险。荟萃分析和大样本回顾性分析显示，TORS 在改善手术疗效和降低并发症方面均优于传统的开放或微创手术。但 TORS 的治疗效果与适用患者选择和临床操作经验密切相关，治疗前需进行多学科综合治疗团队的完整评估和充分的操作培训。

TORS 自 2018 年被 NCCN 口咽癌治疗指南首次纳入治疗方案后，已逐渐成为欧美国家和地区早期口咽癌的标准手术治疗方式。TORS 主要被用于 $T_{1\sim2}$ 期口咽癌及部分 T_3 期口咽癌，且患者无张口受限、颈部淋巴结转移灶可行颈清扫切除、无远处转移和可耐受全身麻醉的情形。患者需要接受牙齿、张口度、下颌横向尺寸、舌和肿瘤病灶等情况的评估以确定实施 TORS 的可行性。多中心研究显示，接受 TORS 治疗的头颈部肿瘤患者中，83%为 $T_{1\sim2}$ 期的早期口咽癌患者，2 年局部控制率 91.8%，总体生存率 91%。除 TORS 外，经口激光显微手术（transoral laser microsurgery，TLM）也在口咽癌和其他头颈部肿瘤癌手术，特别是喉癌手术中有深入应用。TLM 使用 CO_2 激光在喉镜或显微镜下切除肿瘤，具有恢复期短、长期毒性低等优点。对于大部分 T_1N_0、部分 T_2N_0 下咽癌患者可行保喉手术，明确诊断为下咽癌 N_0 的患者，可进行同侧择区性颈淋巴结清扫，清扫范围应包括Ⅱ～Ⅳ区，必要时进行双侧颈部淋巴结清扫。位于梨状窝和咽喉壁的局限病变，TORS 微创手术用于切除 $T_{1\sim2}$ 病变可达到良好功能效果和较低复发率；与开放手术相比，TLM 在部分早期下咽癌患者中能实现病灶完整切除，并达到较好的局部控制和功能保留。

头颈部肿瘤切除术后往往需要进行重建修复手术以恢复或改善手术部位的外观和功能，带蒂皮瓣和游离皮瓣是常用修复与重建方法。以带蒂胸大肌皮瓣为例，其具有组织量丰富、血供可靠、操作简单、易存活及抗感染能力强等优点，是临床应用最广泛的头颈部皮瓣。随着微血管外科技术的成熟和普及，游离皮瓣的临床应用日益广泛，其优点是可供选择的组织瓣更多、组织量受限少、供区远离肿瘤区可减少肿瘤转移风险等。游离组织瓣根据组织类型可大致分为血管化皮瓣、血管化肌皮瓣、血管化骨肌瓣和内脏组织瓣。临床修复时需要根据缺损组织的部位、大小、结构特征等因素采取个体化策略和技术，已成为头颈肿瘤外科治疗的重要内容。目前我国较大的医学中心和专科医院已具备常规开展各类修复手术的能力，但在下级医院中修复重建手术的开展和应用尚不平衡。

6.1.2 放射治疗

放疗是治疗头颈部恶性肿瘤的重要方法。根治性放疗是治疗早期口咽癌、喉癌、下咽癌等头颈部肿瘤的标准治疗方式，放疗剂量通常为 66~70Gy，与手术治疗效果总体相近。放疗前需对患者进行饮食、言语和口腔评估，采用增强 CT 检测结果勾画靶区，并以磁共振成像（magnetic resonance imaging，MRI）结果作为辅助参考。针对局部晚期头颈部鳞癌，放疗联合化疗（顺铂）是常用的根治性治疗模式，也可以作为术后辅助放疗，针对具有高危因素（切缘阳性或淋巴结包膜外侵）的患者。对于不适合接受顺铂的患者，可以考虑放疗联合抗 EGFR 单抗（西妥昔单抗或尼妥珠单抗）。诱导化疗是部分有保喉意愿喉癌、下咽癌患者的治疗策略之一，标准方案是 TPF（多西他赛联合顺铂和氟尿嘧啶）。局部复发患者中，无论是否适宜手术，放疗均是治疗选择。即使在不适宜手术且既往接受放疗的患者，可以考虑进行再程放疗，但近年来随着药物治疗的进步，其使用趋势逐渐下降。

头颈部肿瘤放疗中靶区定义、放疗剂量规格、剂量分割（伴随或不伴随化疗）和正常组织剂量限制的临床标准仍在不断发展。放射治疗技术的进展，如调强适形放疗（intensity-modulated radiation therapy，IMRT）、断层治疗、容积弧形调强放射放疗（volumetric intensity modulated arc therapy，VMAT）、图像引导放射治疗（image-guided radiation therapy，IGRT）和质子射线疗法（proton beam therapy，PBT）等放疗手段的应用，在特定的情况下可以提供临床相关的优势，避免对重要危险器官造成严重影响，并在降低正常组织损伤的同时仍能达到局部肿瘤控制的主要目标。

6.1.3　药物治疗

（1）化疗：含铂类的同步放化疗给局部晚期头颈部鳞状细胞癌患者带来生存获益。一项纳入 52 项临床研究共计 4 209 例患者的 meta 分析显示，单周顺铂方案和 3 周顺铂方案用于接受同步放化疗患者的总体应答率和完全缓解率相似。另一项 meta 分析显示，在接受放疗患者中同步应用卡铂或顺铂，其总体应答率和 5 年无进展生存期差异无统计学意义。以铂类为基础的化疗方案是局部晚期头颈部鳞癌患者的标准治疗。

姑息性化疗是复发或转移性头颈部鳞癌治疗的常见手段。顺铂或卡铂联合氟尿嘧啶或紫杉醇是常用一线治疗方案。在上述化疗基础上联合西妥昔单抗或免疫检查点抑制剂，也是近年来远处转移头颈部鳞癌患者新的一线治疗选择。用于复发或转移性头颈部鳞癌患者的其他化疗方案还包括甲氨蝶呤、多西他赛、紫杉醇等药物的单药治疗方案。

（2）靶向治疗：临床前研究中受到关注的靶点和潜在药物作用机制包括生长因子和生长因子受体、信号转导、细胞周期目标、前列腺素的产生、蛋白质降解、缺氧和血管生成等，其中多种信号转导途径可能与头颈部鳞癌的发生、发展有密切关系。然而在临床试验中显示临床获益的靶向治疗药物仍然有限。西妥昔单抗作为抗 EGFR 单抗，在临床上可联合放疗或化疗，分别针对局部晚期和复发转移头颈部鳞癌。但近年来随着免疫治疗在复发转移一线治疗领域的成功，其更多地用于后线的挽救治疗。阿法替尼是被国内外指南推荐的用于复发转移性头颈部鳞癌后线治疗的靶向治疗药物，而其他分子靶点药物（包括靶向 *PI3K*、*MET*、*VEGFR* 等靶点）尚未获批或被推荐使用。

（3）免疫治疗：是近年来受到高度关注的新型疗法。头颈部鳞癌和其他晚期头颈部肿瘤呈现出显著的免疫抑制性肿瘤微环境、高肿瘤突变负担、免疫检查点分子程序性细胞死亡蛋白 -1（programmed death-1，PD-1）和细胞毒性 T 淋巴细胞相关抗原 4（cytotoxic T lymphocyte-associated antigine-4，CTLA4）的高表达，提示免疫治疗的潜在应用优势。与标准疗法相比，使用免疫检查点抑制剂可以改善患者的预后。KEYNOTE-048 试验结果显示，与接受西妥昔单抗和化疗联合治疗相比，PD-L1 综合阳性评分（comprehensive positive score，CPS）≥20 和 CPS≥1 的患者接受帕博利珠单抗单药治疗后总生存期（overall syrvival，OS）显著改善；在 PD-L1 CPS≥20 人群中，帕博利珠单抗单药治疗与西妥昔单抗联合化疗的中位 OS 分别为 14.9 个月和 10.8 个月（HR=0.61，95% *CI*：0.46~0.81）。KEYNOTE-689 试验报告显示，帕博利珠单抗用于未经治疗、可切除的Ⅲ期或Ⅳa 期局部晚期头颈部鳞癌患者的围手术期治疗，达到了无事件生存期（event-free survival，EFS）的主要终点。确定可从免疫检查点抑制剂等免疫治疗策略中获益的患者群体和开展相关治疗的合理时机（即新辅助治疗、局部晚期疾病、转移性疾病），是尚待明确的问题。除免疫检查点抑制剂外，针对 HPV 相关 HNC 的治疗性疫苗（如 HPV+ 口咽癌）也显示良好的应用潜力，如基于肽段的疫苗（NCT00257738）、DNA 疫苗（NCT01493154）和减毒活疫苗（NCT01598792）等。

6.2 头颈部肿瘤治疗策略及其循证医学实践

对于早中期和局部晚期头颈部肿瘤，手术治疗和放疗 / 放化疗是主要治疗手段，治疗方案的制订和实施需考虑复杂影响因素，需在多学科团队协作原则下开展个体化治疗。值得注意的是，部分情形下的临床治疗选择尚未达成高度共识，有待进一步明确。而对于复发、不可切除或转移性肿瘤，多不具备手术或放疗条件，此时多采用免疫治疗单药或联合化疗的治疗策略。以下将重点讨论手术、放疗和放化疗方案在口腔癌、口咽癌、下咽癌和喉癌患者中的应用进展和尚待明确的问题。

6.2.1 口腔癌

口腔癌的治疗多基于临床分期、患者的医疗状况、预期功能和外观，以及患者意向。手术仍是大多数口腔癌的首选治疗方式。对可切除的口腔肿瘤选择手术治疗，即使是更晚期的肿瘤。在微血管重建技术进步下，原发性手术治疗后的功能结果通常很好。一些浅表或小体积的病灶可通过手术切除进行更迅速的治疗，不会造成功能性畸形或明显容貌损害。

对于早期口腔癌患者，切除原发病灶通常是首选的初始治疗方案。根据肿瘤浸润深度、与中线的接近程度及其他影响因素，患者需要接受同侧颈淋巴结清扫术或双侧淋巴结清扫术。而对于无淋巴结转移的早期口腔癌患者，是否进行头颈部的预防性淋巴结切除手术取决于隐匿性转移的风险，目前还存在争议。一项前瞻性、随机、对照研究评估了择期淋巴结清扫术（初次手术时进行同侧颈淋巴结清扫术）与治疗性淋巴结清扫术（观察等待后因淋巴结复发进行颈淋巴结清扫术）对 T_1 或 T_2 期口腔鳞癌患者生存率的影响，结果发现，择期淋巴结清扫术组总生存率（80.0%，95% *CI*：74.1~85.8）高于治疗性清扫术组（67.5%，95% *CI*：61.0~73.9），择期手术组死亡风险比为 0.64（95% *CI*：0.45~0.92，*P*=0.01）。一项 meta 分析纳入了含 283 例 N_0 口腔癌患者的 4 项研究，发现与仅做观察处理的患者相比，预防性颈淋巴结切除可降低疾病特异性死亡风险（*RR*=0.57；95% *CI*：0.36~0.89；*P*=0.014 固定效应模型；*RR*=0.59；95% *CI*：0.37~0.96；*P*=0.034 随机效应模型）。另一项 meta 分析纳入 5 项口腔癌 N_0 患者临床试验，结果显示，与延迟 / 治疗性颈淋巴结切除相比，预防性颈淋巴结切除 OS 和无病生存期（disease-free survival，DFS）差异无统计学意义。但该结论可能受手术类型和随访持续时间变异性的影响。近期的一项 meta 分析纳入 5 项随机对照试验和 28 项回顾性研究（共包含 4 366 例患者），分析显示，与接受预防性颈淋巴结切除相比，$cT_{1\sim2}$ N_0 疾病观察组的疾病复发率更高（*OR*=4.18，95% *CI*：2.78~6.28）。尽管纳入分析的研究存在显著异质性，该研究提示 cN_0 疾病患者中，鉴于 T_2 肿瘤发生隐匿淋巴结转移的风险，可以考虑预防性颈淋巴结切除。预防性颈淋巴结切除在早期黏膜唇癌患者中的作用也存在较大争议，既往研究中预防性颈淋巴结切除仅限于 T_3 或 T_4 期疾病。前哨淋巴结活检（sentinel lymph node biopsy，SLNB）可用于颈部隐匿转移的检测。一项系统性综述纳入 98 项观察性或回顾性研究，分析结果显示，$cT_{1\sim2}$ N_0 口腔癌颈部转移检出的敏感度和特异度值分别为 82.7%（95% *CI*：80.4%~84.8%）和 98.1%（95% *CI*：97.5%~98.6%）。一项随机Ⅲ期多中心试验在 307 例 $cT_{1\sim2}$ N_0 口腔癌患者中比较了 SLNB 和颈淋巴结清扫方法，发现两组患者在无复发生存期、疾病特异性生存率和总生存率方面没有统计学显著差异。早期唇癌患者颈部隐匿转移并不常见，但在基于肿瘤大小和深度评估的转移高风险患者中，已证实 SLNB 的作用。

是否采取术后辅助放疗则需根据疾病分期和手术病理结果。具体的治疗取决于 T 和 N 分期，如果诊断时为 N_0 则取决于口腔部位淋巴结转移的风险。术后辅助治疗的选择取决于不良病理特征的类型。一般认为，对于存在淋巴结结外侵犯、伴或不伴阳性黏膜切缘的晚期已切除口腔癌，术后采用全身治疗 / 放疗。对阳性切缘或临界切缘的辅助治疗选择与之相同，但如果技术上有可行性，应考虑重新切除并考虑后续放疗。对于其他危险因素，如 pT_3 或 pT_4 原发肿瘤、pN_2 或 pN_3 淋巴结疾病、Ⅳ或Ⅴ区淋巴结疾病、周围神经侵犯、血管侵犯或淋巴管侵犯，则进行单纯放疗或可考虑联合全身治疗。

口腔癌治疗中由于涉及患者关键的生理功能，包括咀嚼、吞咽和语言表达等功能都可能受到影响，多学科团队治疗模式的重要性已被广泛认可。

6.2.2 口咽癌

口咽癌累及舌根、扁桃体、软腭和咽壁，因口咽部淋巴丰富，口咽癌患者中多见淋巴结受累。HPV 是口咽癌的重要危险因素，分子特征表现为 p16 阳性（即 HPV 介导的）口咽癌与 p16 阴性口咽癌的肿瘤学特征差异显著。但由于尚不清楚这种差异性相关的治疗获益和风险，除少数例外，在临床实践中采用基本相同的治疗方式。围绕口咽癌治疗策略开展的研究包括减少放疗剂量、使用生物标志物或应答分层的放疗剂量、比较单纯放疗和放化疗、使用侵入性较低的手术［如经口激光显微手术或经口机器人手术（transoral robotic surgery，TORS）］、使用序贯全身治疗 / 放疗，以及免疫治疗。目前认为在独立的临床试验中应将 HPV 感染状态作为分层因素用于区分 HPV 相关和 HPV 无关的口咽癌。

早期口咽癌治疗，包括 p16 阴性疾病的 $T_{1\sim2}N_{0\sim1}$、p16 阳性疾病的 $T_{1\sim2}N_0$ 或单侧淋巴结≤3cm，可采用根治性放疗，或原发灶切除联合颈淋巴结清扫。位于或接近中线的肿瘤（即舌根、后咽壁、软腭和侵犯舌根的扁桃体肿瘤）存在对侧转移风险，需进行双侧治疗。原发肿瘤靠近中线且切除达到充分切缘、病理未见不良特征时，可对 p16 阴性 $cT_{1\sim2}$ 口咽癌患者进行分期对侧颈淋巴结清扫而避免放疗。

在早期 $T_1\sim T_2N_{0\sim2}$ 口咽癌患者中开展了两项Ⅱ期随机化临

床试验以评估不同治疗方式的治疗获益和风险。ORATOR 试验比较了基于放疗（原发灶放疗或全身治疗 / 放疗）和基于手术［TORS 联合颈淋巴结清扫（加或不加辅助放疗或全身治疗 / 放疗）］的治疗方式对吞咽相关的生活质量的影响。该研究纳入加拿大和澳大利亚 6 家医院的 68 例患者（其中 p16 阳性占 88%），并在 1 年时比较两组安德森吞咽困难量表（M.D. Anderson Dysphagia Inventory，MDADI）评分。与原发灶放疗组相比，手术组患者的吞咽相关生活质量更佳并有统计学差异，但是未能达到临床意义显著变化的标准，两组的得分差异在长期随访中不再明显，而且两组的无进展生存期（progression free survival，PFS）和 OS 率相似。因此，研究者认为基于放疗和 TORS 的方法与临床上相似的生活质量结果有相关性，但毒性特征存在差异。临床医生和患者应在多学科环境下共同决策以进行口咽鳞状细胞癌的个体化治疗。ORATOR2 试验扩展了 ORATOR 的设计，旨在评估长期生存、疾病结果和毒性作用。入组早期口咽癌患者 61 例，均为 p16 阳性 $T_1 \sim T_2N_{0\sim2}$，随机接受原发灶放疗（淋巴结阳性疾病同步每周顺铂）或 TORS 联合颈淋巴结清扫（基于病理结果的降低剂量辅助放疗）。由于 TORS 组出现不可接受的 5 级毒性事件（2 例归因于治疗），研究提前终止纳入，有关生存和疾病结果的长期数据有待公布。

调强放疗毒性作用较小，可作为口咽癌放疗时的优先考虑。对于存在较大病灶的患者，总剂量可设置为 66～70Gy，患者每日（周一至周五）2Gy/ 次，治疗时间 6～7 周。对早期口咽癌患者，超分割、亚分割或加速分割均可考虑，并且可能与改善局部控制相关。预防性淋巴区照射可采用 40～50Gy 总剂量、2Gy/ 次的分割放疗方案。此外，也有正在进行的临床试验旨在比较 IMRT 和调强质子治疗（intensity modulated proton therapy，IMPT）的疗效和安全性。

有观点认为，对于 HPV 阳性口咽癌或许可采取降低强度治疗。如果不考虑降低强度，也可考虑采用其他基于放疗的策略治疗 p16 阳性患者以减少伤害，包括使用图像引导放疗以及对局限性疾病考虑单侧颈淋巴结区照射。但支持上述观点的数据局限于回顾性分析、单中心Ⅲ期试验、采用不同的 HPV 检测方法以及随访期较短。HPV 阳性局部晚期口咽癌的降低强度治疗方案正在进行临床试验，其他治疗策略还包括基于生物标志物或应答分层的放疗剂量、仅放疗与化放疗的比较、使用侵袭性较小的手术程序如经口激光显微手术或 TORS、序贯全身治疗 / 放疗，以及免疫治疗。

多项Ⅱ期试验结果提示 p16 阳性口咽癌患者采用降低强度放疗与其良好 PFS 率相关。低危 HPV 相关口咽癌（吸烟≤10 包年，$T_{1\sim2}N_1$ 或 $T_3N_{0\sim1}$）患者逐步降低强度至 60Gy 并同步顺铂治疗，2 年 PFS 率为 90.5%；而单纯加速放疗至 60Gy，2 年 PFS 率 87.6%。114 例 $T_{0\sim3}N_{0\sim2}M_0$p16 阳性口咽癌患者接受 60Gy 根治性放疗（同步或不顺铂治疗）后，2 年 PFS 率为 86%，2 年 OS 率为 95%。生活质量结果分析显示，降低强度放疗与更快更可靠的功能基线水平恢复相关。一项前瞻性Ⅱ期试验中，低危患者接受初始 TORS 序贯风险校正的辅助治疗，2 年 PFS 率为 96.9%；中危患者接受 50Gy 或 60Gy 辅助放疗，2 年 PFS 率分别为 94.9% 和 96%；高危患者接受 66Gy 辅助放疗和同步每周顺铂化疗，2 年 PFS 率为 90.7%。尽管有证据提示 p16 阳性口咽癌患者中降低放疗剂量，可在保留 PFS 的同时改善疾病的长期功能，但相关临床试验多为单臂、Ⅱ期设计，研究结论存在一定局限性。一项正在开展的随机化设计的Ⅲ期临床试验（NCT03952585）旨在低危 HPV 阳性口咽癌患者中评估不同剂量放疗联合化疗或免疫治疗的临床获益。

颈部淋巴结受累等不良病理特征和受累淋巴结数量影响 p16 阳性患者术后治疗选择。早期未进行 p16/HPV 检测分层的临床试验中，淋巴结包膜外侵犯与预后不良相关，局部晚期鳞状细胞癌患者术后全身治疗 / 放疗显示获益。部分回顾性研究显示，p16 阳性口咽癌术后辅助放疗相比全身治疗 / 放疗可获得相似疗效。存在淋巴结包膜外侵犯的疾病治疗目前仍缺乏高质量的临床证据，临床实践中可考虑采用术后全身治疗 / 放疗。p16 阳性口咽癌患者总体预后良好且存活时间可能较长，因此需关注治疗相关毒性的耐受性和生活质量问题。$cT_{0\sim2}$、$cN_{0\sim1}$（单侧淋巴结≤3cm）p16 阳性疾病淋巴结包膜外侵犯患者可考虑术后单纯放疗而不使用全身治疗。若阳性或临界切缘，可优先考虑重新切除，放疗和全身治疗 / 放疗也是治疗选择。对于其他危险因素，如 pT_3 或 pT_4 原发肿瘤，>3cm 的单个阳性淋巴结或多发阳性淋巴结、神经周围浸润、血管侵犯或淋巴管侵犯等，术后可选择放疗或全身治疗 / 放疗。

对于切除后 pN_1 且无其他不良病理特征的 p16 阴性疾病，可考虑放疗。基于Ⅲ期随机 GORTEC 试验结果和美国国家癌症数据库（National Cancer Database，NCDB）回顾分析，全身治疗 / 放疗是 p16 阴性 N_1 疾病患者的治疗选择。但该研究中 $T_1\sim T_2N_1$ 疾病患者入组人数较少，有一定局限性。$T_0\sim T_2$ 疾病和单个淋巴结≤3cm 受累的 p16 阳性疾病，也可考虑全身治疗 / 放疗。

对于可切除局部晚期 p16 阳性疾病的 $T_{0\sim2}cN_1$（单个淋巴结 >3cm 或≥2 个同侧淋巴结≤6cm）或 N_2，或 $T_3N_{0\sim3}$ 或 T_4；p16 阴性疾病的 $T_{3\sim4a}N_{0\sim1}$ 或 $N_{2\sim3}$，治疗方式包括同步全身治疗 / 放疗以及原发病灶切除和颈淋巴结清扫，并给予合适的辅助治疗（全身治疗 / 放疗或放疗），这类患者也可参加临床试验。与早期疾病一样，对靠近或越过中线的肿瘤应重点考虑进行双侧颈部治疗。对存在固定或粘连淋巴结或明显淋巴结包膜外侵犯的 HPV 阳性局部晚期疾病，同步全身治疗 / 放疗是优先方案。

诱导化疗（后接放疗或全身治疗 / 放疗）用于治疗可切除局部晚期口咽癌，但尚未达成广泛共识。部分随机临床试验中，诱导化疗未显示持续获益，使用耐受性较好但可能疗效不足的同步方案以及放疗患者依从性较差等问题均可能导致疗效不佳。$cN_{2\sim3}$ 疾病的 p16 阳性患者很可能存在淋巴结包膜外侵犯，初始手术治疗后需进行全身治疗 / 放疗。联合使用手术、放疗和化疗（三联治疗）可能导致治疗相关毒性增加，以同步全身治疗 / 放疗为首选治疗有助于减少三联治疗和其他治疗诱导的并发症。因此，对 cT_4 或 cN_3 p16 阳性口咽癌，根治性同步全身治疗 / 放疗优于先行手术。同步全身治疗 / 放疗用于治疗 p16 阳性和阴性局部晚期口咽癌，高剂量顺铂是全身治疗的首选药物。前瞻性临床研究显示，与顺铂相比，西妥昔单抗和放疗治疗 HPV 阳性口咽癌患者的 OS 更差。

6.2.3 下咽癌

适合喉保留手术的早期下咽癌患者（大多数 T_1、N_0；部分 T_2、N_0）中，手术和放疗是常规治疗方式。对于手术指征为部分或全部喉咽切除的 $T_{1\sim3}$、任何 N 疾病的患者，可在诱导化疗后根据治疗应答再行其他治疗，也可在手术切除并颈部淋巴结清扫后根据病理风险特征进行术后放疗或化放疗，还可采用术后同步全身治疗 / 放疗。这类患者也可考虑参加临床试验。

一项国内开展的Ⅲ期随机对照研究评估了不同治疗方法对局部晚期头颈部鳞癌患者临床获益的影响。该研究纳入 2002 年—2012 年 222 例局部晚期头颈部鳞癌患者（其中下咽癌患者 109 例，口咽癌患者 66 例，口腔癌患者 28 例，喉癌患者 19 例；临床Ⅳ期患者 187 例、Ⅲ期患者 35 例），随机接受不同方式的临床治疗（单纯放疗、同步放化疗、术前放疗和术前同步放化疗）并进行生存分析。结果显示，上述各组患者的 5 年生存率分别为 32%、44%、51% 和 52%，5 年无进展生存率分别为 34%、48%、49% 和 61%，5 年无远处转移生存率分别为 70%、85%、65% 和 73%。该研究提示综合治疗可提高局部晚期头颈部鳞癌患者的长期生存，联合化疗有提高无远处转移生存趋势。

一项随机化临床试验提示诱导化疗/根治性放疗的有效性和可行性。该研究纳入194例Ⅱ～Ⅳ期可切除鳞状细胞癌患者（排除T_1或N_{2c}期疾病），随机分组，分别接受手术（喉咽切除序贯术后放疗）或诱导化疗（顺铂/5-FU全身治疗联合根治性放疗，达到化疗完全缓解后进行根治性放疗）。结果显示，手术组和诱导化疗组患者的中位生存期分别为25个月和44个月，3年生存率分别为43%和57%，未显示统计学差异。42%未接受手术的患者保留了功能喉。手术组和诱导化疗组的局部或区域失败率无差异，但诱导化疗组显示第一失败部位的远处转移显著减少（P=0.041）。

诱导治疗后实现原发病灶完全应答和颈部病灶稳定或有改善的患者，喉保留成功的可能性更高。一项随机化试验显示，顺铂/5-FU联合放疗的交替方案实现的喉保留率、PFS时长和OS率均与采用铂类/5-FU诱导治疗后序贯放疗的结果相当。但长期随访后的更新数据显示，与序贯治疗组相比，交替治疗组的患者喉保留率更高（32%vs.25%）。国外随机化临床研究提示，在放化疗中使用含紫杉类药物的三联化疗方案（TPF，多西他赛、顺铂和5-FU）疗效优于PF二联方案，因此TPF可作为诱导化疗的优先选择。如果诱导化疗后仅实现部分应答或更差，则采取手术切除。手术的性质取决于肿瘤的分期和范围。大多数患者需接受全喉切除和至少部分咽切除。若存在淋巴结包膜外侵犯和/或阳性或黏膜临界切缘等不良病理特征，术后需全身治疗/放疗。对其他风险特征，在使用单纯放疗或考虑进行全身治疗前应做个体化的临床判断。放疗剂量和放射增敏全身治疗可能与严重迟发性毒性作用相关。

T_{4a}、任何N疾病的治疗方式包括：全喉咽切除联合颈部淋巴结清扫，后续全身治疗/放疗或放疗；诱导化疗；全身治疗/

放疗。晚期疾病总体预后较差，条件允许时也可参加临床试验。一项在中国开展的多中心、开放标签、随机化Ⅲ期临床试验，在局部晚期不可切除的头颈部鳞癌（下咽癌及喉癌患者占比约为 52%）患者中，评估了剂量调整 TPF 方案较 PF 方案进行诱导化疗并序贯放疗的疗效和安全性。该研究纳入 219 例未经治疗的成年患者，TNM 分期主要为Ⅲ或Ⅳ期（约占 80%）且无远处转移，随机分组后分别接受 TPF 或 PF 化疗 3~4 个周期，主要终点是无进展生存期（PFS）。结果显示，多西他赛剂量调整后（60mg/m^2）总体耐受性良好，显著提高了诱导化疗应答率（76.3% vs. 52.9%，P=0.001），但未能显著改善中位 PFS（400 天 vs. 342 天，P=0.227），并且治疗中出现严重不良事件的患者更多（33.6% vs. 8.5%，P<0.001）。该研究或许提示在晚期不可切除患者群体中诱导化疗方案较早期群体治疗仍存在治疗获益和风险的变异性。

一项基于中国患者的回顾性研究分析了 2003 年—2013 年复旦大学附属眼耳鼻喉科医院耳鼻喉科收治的 386 例下咽鳞癌病例的临床特征和治疗效果。该研究中大多数患者已处于局部晚期（TNM 分期：T_1 期 31 例、T_2 期 83 例、T_3 期 175 例、T_4 期 97 例，N_0 期 99 例、N_1 期 74 例、N_2 期 181 例、N_3 期 32 例，M_0 期 383 例、M_1 期 3 例；临床分期Ⅲ/Ⅳ期合计 347 例），对早期下咽癌采用保留喉功能的手术治疗，对局部晚期病例主要采取以手术为主的综合治疗。手术治疗包括原发灶切除、颈部淋巴结清扫和咽部缺损的重建修复。因肿瘤范围大而不宜手术的患者，可通过术前放化疗实现原发灶部分缓解后再行手术治疗。术后病理显示不良预后因素的患者，术后接受放化疗、靶向治疗等综合治疗。同步放化疗采用铂类药物单药治疗，诱导化疗采用 PF 或 TPF 联合治疗。靶向治疗使用 EGFR 单克隆抗体药物尼妥珠单抗。术后放疗的原发灶照射剂量为 63.8 ± 7.8Gy，颈部照射剂量为 54.6 ± 31.3Gy。分析结果显示，所有病例的 OS 为 43.0 个月，5 年总生存率为 45.8%。T 分期、N 分期和第二原发性肿瘤是生存率的独立影响因素。

6.2.4 喉癌

早期喉癌原发病灶可优先采用内镜切除，也可使用放疗。对早期声门或声门上喉癌，早期的系统性综述显示手术或放疗疗效相似。一项针对 T_2 期声门癌患者的系统性综述纳入 48 项研究，分析显示，经口手术（1 156 例患者，77.3%）和体外照射放疗（external-beam radiation therapy，EBRT）（3 191 例患者，75.8%）的 5 年局部控制率无差异。对于 T_1 N_0 声门喉癌，前瞻性随机试验结果显示，63Gy 加速剂量方案（2.25Gy/ 次）优于常规分割方案（66Gy，2.0Gy/ 次），180 例 Ⅰ 期声门喉癌患者中加速方案 5 年局部控制率更高（92%vs.77%，P=0.004）。但另一项纳入 11 项研究的 meta 分析提示，与放疗相比，接受经口激光显微手术的患者 OS（P=0.04）和喉保留率（P<0.001）更高。治疗方式的选择取决于预期功能结果、患者意愿、随访的可靠性和患者总体健康状况。对伴有显著肺部合并症的患者，全喉切除可能优于内镜或开放式部分喉切除。如辅助放疗可行，应慎重考虑部分喉手术。对任何可疑淋巴结肿大和存在转移性淋巴结病灶的风险应给予高度重视。原发部位手术时应按指征进行颈淋巴结清扫。$T_{1\sim2}$ 声门上喉癌在起病时存在隐匿淋巴结病灶的风险较为显著，因此 $T_{1\sim2}$ 声门上喉癌无明显淋巴结转移患者中，淋巴结切除可使其 OS 更高。对有合并症或出行困难的患者或老年患者，也可以考虑 50~52Gy（3.12~3.28Gy/ 次）的分割放疗方案。

术后辅助治疗取决于是否存在不良病理特征，如切缘状态、淋巴结分期和任何淋巴结包膜侵犯。对声门喉癌，喉下扩展也被视为不良病理特征。如果器官保留手术切缘阳性或临界阳性，可考虑重新切除以达到阴性切缘，此时存在全喉切除的可能性。

可切除的晚期声门和声门上原发病灶通常以综合治疗方法进行处理。如果希望喉保留，根据 RTOG91-11 研究结果，可采用同步全身治疗 / 放疗。RTOG91-11 研究比较了 3 种非手术方案：诱导顺铂 /5-FU 后放疗（对照组）；同步放疗和高剂量顺铂 100mg/m^2，第 1、22、43 天；单纯放疗。三组放疗方案一致（70Gy/7 周，2Gy/ 次），各组均可对复发 / 难治性疾病选择手术（包括全喉切除）。可纳入Ⅲ、Ⅳ期（M_0）患者，排除了 T_1 原发灶和大体积 T_4 原发灶（肿瘤侵犯舌根 >1cm 或穿透软骨）。RTOG 91-11 研究的结果显示，同步放疗联合顺铂治疗的 2 年喉保留（局部控制）率 88%，明显高于诱导化疗的 74%和单纯放疗的 69%；诱导化疗和单纯放疗在喉保留上无明显差异；各组生存期相似。因此，同步放化疗（化疗中优先使用顺铂）是 T_3 声门和声门上喉癌实现喉保留的治疗选择。RTOG91-11 研究的 10 年随访结果显示，各治疗组 OS差异无统计学意义；接受同步顺铂 / 放疗的患者非癌相关死亡更多；同步顺铂 / 放疗的喉保留效果持续优于诱导化疗或单纯放疗。

对不宜或拒绝全身治疗的 $T_3N_{0\sim1}$ 喉癌患者，可考虑根治性放疗（无全身治疗）和手术。对全身治疗 / 放疗或放疗后疾病持续的患者，有必要进行手术治疗。除 $T_{1\sim2}N_0$ 声门和声门上喉癌外，所有患者均可选择诱导化疗并根据治疗应答调整治疗方案。根据 RTOG 91-11 研究的长期随访，需全喉切除的患者可选择诱导化疗，化疗完全应答或部分应答的喉癌患者可采取单纯放疗，而仅实现部分缓解的患者则需接受全身治疗 / 放疗。

对声门和声门上 T_{4a} 肿瘤需采取全喉切除，可能合并半甲状腺或全甲状腺切除和颈部淋巴结清扫，再进行辅助治疗（放疗或全身治疗 / 放疗）。对拒绝手术的 T_{4a} 肿瘤患者，可考虑同步全身治疗 / 放疗，根据治疗应答进行诱导化疗，或在条件允许时参加临床试验。

7

我国头颈部肿瘤临床实践尚待解决的问题和未来展望

7.1 改善风险人群筛查，实现早诊早治，采取预防措施

头颈部肿瘤初始症状容易被忽视，大多数头颈部鳞癌患者在就诊时已为局部晚期或晚期。因此，在风险人群中开展筛查、实现早诊早治以及采取必要预防措施，对减少头颈部肿瘤发病率和死亡率具有基础性作用。基于疾病特点和我国国情，已从以下方面采取措施和行动。

广泛开展对于肿瘤疾病认知和预防的科普宣传具有重要意义。提高公众对头颈部肿瘤的认知、唤起公众对头颈部肿瘤防治的重视，通过各种宣传教育方式，普及与头颈部肿瘤危险因素相关的科学知识，特别强调吸烟和酗酒等不良生活方式的危害性。近年来，槟榔作为一级致癌物可导致口腔癌等头颈部肿瘤的风险获得公众广泛认知和讨论，我国多地已陆续禁止发布槟榔广告、禁止槟榔制品销售。教育公众识别头颈部肿瘤相关的早期表现和症状，通过自检及时发现异常症状有利于早诊早治。此外，还需要加强基层医疗机构的医务人员对头颈部肿瘤的重视和筛查、识别能力，提高其业务水平。可采用线上和线下相结合的培训模式，通过组织专家对基层筛查和诊疗活动进行指导并建立远程会诊机制，提高基层医生对此类疾病的关注度和警惕性，实现头颈部肿瘤的早期发现和患者有效转诊。

目前国内尚未发布头颈部肿瘤筛查相关的专门指南性文件。在各地结合实际情况开展临床实践经验的基础上，制订针对头颈部肿瘤筛查规范和指南是尚待完成的重要工作。建立规范化筛查体系，需要明确危险因素、筛查对象、筛查范围和频率，采用符合实践条件和经验的方法，做好数据记录和长期管理。筛查人群基础信息的采集和存储在公共卫生层面对头颈部肿瘤

防治具有重要意义，有利于发现危险因素、识别高危人群、提高流行病学研究的数据质量，并为公共决策提供可靠依据。对于高危人群，例如，有吸烟史、酗酒习惯以及某些接触致癌物质的特殊行业或工种的人群，应给予关注和针对性的筛查。口腔视检、头颈部触诊、颈部淋巴结超声等都是简单易行的筛查方式。对于存在疑似症状的人群，可考虑增加随访和检查频率，并进一步使用放射学、内窥镜、活检等检查技术和手段进行排查和确诊。

在我国政府已将全民健康上升为国家层面战略目标的背景下，相关部门已在肿瘤防治领域制定行动方案并分阶段、逐步深入地予以实施。2023 年 10 月，国家卫生健康委员会等 13 个部门联合制定并发布《健康中国行动—癌症防治行动实施方案（2023—2030 年）》。该方案明确提出通过控制危险因素降低癌症患病风险，具体措施包括建成权威科普信息传播平台加强癌症防治核心知识普及率、强化控烟戒烟活动、减少 HPV 和 EBV 感染、改善生活和工作环境等。此外，通过采取完善国家 - 省 - 地市 - 县四级癌症防治网络、推进以肿瘤专科为重点的国家区域医疗中心设置和建设、加强癌症防治机构协作等系统化举措，完善肿瘤防治服务体系。该方案还特别指出，“各地针对本地区高发、早期治疗成本效益好、筛查手段简便易行的癌症，逐步扩大筛查和早诊早治覆盖范围”，使头颈部肿瘤的早筛早诊也因地制宜、有的放矢。

7.2 人才培养、继续教育和医疗资源投入

围绕“健康中国”的宏观战略，目前我国每年开展的医学继续教育项目多达 10 万项，超过 4 900 万人次参与。为进一步提高不同学科的能力建设水平和继续教育质量，国家卫生健康委员会通过统筹管理、协调规划，建立针对特定学科及学科下特定

专业领域的专业委员会，以实现标准化、规范化培训教育，采用系统、连续、循序渐进的方式，达到精准化、个性化和实效培训的继续教育目的。以肿瘤学专家委员会为例，设置 11 个专业组，头颈肿瘤专业组是其中之一，主要任务是提升专科诊疗能力、培养专业人才、建设学科平台、进行患者教育与服务以及完成国家卫生健康委员会和中心要求的其他工作。提升专科诊疗能力的重点包括，制定和更新临床诊疗指南并进行实践推广；围绕临床实践中的热点、难点和焦点问题，设计继续教育专科项目，编写教材以满足基层专业人员的学习和工作需求；采用“远程 + 面授 + 实操”的方式，建立有效的学习反馈机制以提高继续教育质量；探索其他继续教育形式和方法以达到专业化和规范化的目标。培养专业人才主要在三个方面开展工作，包括专科理论培训、专家指导应用和专项考核认证，通过远程培训、线下面授和进修、专家指导下的临床实践，以及考核认证方式促进专科人才的成长和业务水平的提高。在建设学科平台方面，特别强调了强化肿瘤学专科领域大数据及人工智能的开发与应用，为学科交叉和先进信息技术在医疗专科学术能力建设的应用以及为规范临床实践提供平台支持提出了新的课题和探索方向。

围绕肿瘤诊疗的规范化和标准化，国家癌症中心、国家肿瘤质控中心组织了 17 个常见癌种的质控专家委员会，经过广泛征求意见和多轮研讨，形成了关于规范诊疗质量控制标准的专家共识，其中包括原发性喉癌规范诊疗质量控制指标《中国原发性喉癌规范诊疗质量控制指标（2022 版）》。该文件中，针对喉癌规范诊疗，设置了 15 项质量控制指标和 1 项质量管理指标。质量控制指标包括：喉癌患者首次治疗前临床 TNM 分期评估率；喉癌患者首次治疗前原发灶病理学诊断率；喉癌患者术后病理报告完整率；$T_{1\sim2}N_0M_0$ 期声门型喉癌患者首次治疗行单一手段治疗根治率；Ⅲ ~ ⅣB 期喉癌患者首次治疗前完成多学科综合诊疗比例；Ⅲ ~ ⅣB 期喉癌诱导抗肿瘤药物治疗采用一线方案的比例；Ⅲ～ⅣA 期喉癌患者根治性手术术中淋巴结清扫率；Ⅲ～ⅣA 期喉癌患者根治性手术术中单侧颈淋巴结清扫数≥18 枚比例；喉癌患者精确放疗比例；喉癌患者放疗记录规范率；喉癌患者放疗和/或抗肿瘤药物治疗不良反应评价比例；喉癌患者放疗和/或抗肿瘤药物治疗后疗效评价比例；喉癌局部区域复发后放疗前病理诊断率；复发转移喉癌患者首次抗肿瘤药物治疗采用一线方案的比例；喉癌患者治疗后随访率。治疗管理指标包括Ⅲ～ⅣA 期喉癌患者根治性手术完整切除率。上述指标针对喉癌患者诊疗过程的主要环节和主要临床疗效进行过程质控或结果质控，从而实现可定性、可量化的规范诊疗。对于口腔癌、口咽癌和下咽癌等其他头颈部肿瘤的质控标准，有待制定和实施。

喉癌规范诊疗质量控制指标

一、喉癌患者首次治疗前临床 TNM 分期评估率

（一）喉癌患者首次治疗前临床 TNM 分期诊断率

计算公式：喉癌患者首次治疗前临床 TNM 分期诊断率 = Σ喉癌患者首次治疗前实际完成临床 TNM 分期诊断的病例数 / Σ首次治疗的喉癌患者病例数 ×100%

（二）喉癌患者首次治疗前临床 TNM 分期检查评估率

计算公式：喉癌患者首次治疗前临床 TNM 分期检查评估率 =Σ喉癌患者首次治疗前实际完成临床 TNM 分期检查评估的病例数 / Σ首次治疗的喉癌患者病例数 ×100%

二、喉癌患者首次治疗前原发灶病理学诊断率

（一）喉癌患者首次手术治疗前原发灶病理学诊断率

计算公式：喉癌患者首次治疗前病理学诊断率 =Σ喉癌患者首次手术治疗前实际完成原发灶病理学诊断的病例数 / Σ首次手术治疗的喉癌患者病例数 ×100%

（二）喉癌患者首次非手术治疗前原发灶病理学诊断率

计算公式：喉癌患者首次非手术治疗前原发灶病理学诊断率 =∑喉癌患者首次非手术治疗前实际完成原发灶病理学诊断的病例数 / ∑首次非手术治疗的喉癌患者病例数 ×100%

三、喉癌患者术后病理报告完整率

（一）喉癌非新辅助治疗患者术后病理报告完整率

计算公式：喉癌非新辅助治疗患者术后病理报告完整率 =∑喉癌非新辅助治疗患者术后病理报告完整的病例数 / ∑喉癌非辅助治疗患者术后有病理报告的病例数 ×100%

（二）喉癌新辅助治疗患者术后病理报告完整率

计算公式：喉癌新辅助治疗患者术后病理报告完整率 = ∑喉癌新辅助治疗患者术后病理报告完整的病例数 / ∑喉癌新辅助治疗患者术后有病理报告的病例数 ×100%

四、$T_{1\sim2}N_0M_0$ 期声门型喉癌患者首次治疗行单一手段治疗根治率

（一）$T_{1\sim2}N_0M_0$ 期声门型喉癌患者首次治疗行手术治疗根治率

计算公式：$T_{1\sim2}N_0M_0$ 期声门型喉癌患者首次治疗行手术治疗根治率 =∑ $T_{1\sim2}N_0M_0$ 期声门型喉癌患者首次治疗行保留喉功能手术治疗根治的病例数 / ∑ $T_{1\sim2}N_0M_0$ 期声门型喉癌患者首次治疗行保留喉功能手术治疗的病例数 ×100%

（二）$T_{1\sim2}N_0M_0$ 期声门型喉癌患者首次治疗行放疗根治率

计算公式：$T_{1\sim2}N_0M_0$ 期声门型喉癌患者首次治疗行放疗根治率 =∑ $T_{1\sim2}N_0M_0$ 期声门型喉癌患者首次治疗行放疗根治的病例数 / ∑ $T_{1\sim2}N_0M_0$ 期声门型喉癌患者首次治疗行放疗的病例数 ×100%

五、Ⅲ～ⅣB 期喉癌患者首次治疗前完成多学科综合诊疗比例

计算公式：Ⅲ～ⅣB 喉癌患者首次治疗前完成 MDT 比例 =∑Ⅲ～ⅣB 期喉癌患者首次治疗前完成 MDT 讨论的病例数 / ∑首次治疗的Ⅲ～ⅣB 期喉癌患者病例数 ×100%

六、Ⅲ～ⅣB 期喉癌诱导抗肿瘤药物治疗采用一线方案的比例

计算公式：Ⅲ～ⅣB 期喉癌诱导抗肿瘤药物治疗采用一线方案的比例 =∑Ⅲ～ⅣB 期喉癌患者诱导抗肿瘤药物治疗采用一线方案的病例数 / ∑Ⅲ～ⅣB 期喉癌患者诱导抗肿瘤药物治疗的病例数 ×100%

七、Ⅲ～ⅣA 期喉癌患者根治性手术术中淋巴结清扫率

计算公式：Ⅲ～ⅣA 期喉癌患者根治性手术术中淋巴结清扫率 =∑Ⅲ～ⅣA 期喉癌患者根治性手术术中淋巴结清扫的病例数 / ∑Ⅲ～ⅣA 期行根治性手术的喉癌患者病例数 ×100%

八、Ⅲ～ⅣA 期喉癌患者根治性手术术中单侧颈淋巴结清扫数≥18 枚的比例

计算公式：Ⅲ～ⅣA 期喉癌患者根治性手术术中单侧颈淋巴结清扫数≥18 枚的比例 =∑Ⅲ～ⅣA 期喉癌患者根治性手术术中单侧颈淋巴结清扫数≥18 枚的病例数 / ∑Ⅲ～ⅣA 期喉癌患者根治性手术术中行单侧颈淋巴结清扫的病例数 ×100%

九、喉癌患者精确放疗比例

计算公式：喉癌患者精确放疗比例 =∑采用精确放疗的喉癌患者病例数 / ∑接受放疗的喉癌患者病例数 ×100%

十、喉癌患者放疗记录规范率

计算公式：喉癌患者放疗记录规范率 =∑记录了放疗技

术、靶区定义、放疗剂量的喉癌患者病例数 / Σ接受放疗的喉癌患者病例数 ×100%

十一、喉癌患者放疗和 / 或抗肿瘤药物治疗不良反应评价比例

计算公式：喉癌患者放疗和 / 或抗肿瘤药物治疗不良反应评价比例 =Σ接受放疗和 / 或抗肿瘤药物治疗期间完成不良反应评价的喉癌患者病例数 / Σ接受放疗和 / 或抗肿瘤药物治疗的喉癌患者病例数 ×100%

十二、喉癌患者放疗和 / 或抗肿瘤药物治疗后疗效评价比例

计算公式：喉癌患者放疗和 / 或抗肿瘤药物治疗后疗效评价比例 =Σ接受放疗和 / 或抗肿瘤药物治疗后完成疗效评价的喉癌患者病例数 / Σ接受放疗和 / 或抗肿瘤药物治疗的喉癌患者病例数 ×100%

十三、喉癌局部区域复发后放疗前病理诊断率

计算公式：喉癌局部区域复发后放疗前病理诊断率 =Σ局部区域复发后放疗前复发灶病理诊断的喉癌患者病例数 / Σ局部区域复发后行放疗的喉癌患者病例数 ×100%

十四、复发转移喉癌患者首次抗肿瘤药物治疗采用一线方案的比例

计算公式：复发转移喉癌患者首次抗肿瘤药物治疗采用一线方案的比例 =Σ首次接受抗肿瘤药物治疗的复发转移喉癌患者采用推荐一线方案的病例数 / Σ首次接受抗肿瘤药物治疗的复发转移喉癌患者病例数 ×100%

十五、喉癌患者治疗后随访率

计算公式：喉癌患者治疗后随访率 =Σ喉癌住院患者分别于治疗后 5 年内完成随访的病例数 / Σ喉癌住院患者病例数 ×100%

喉癌规范诊疗质量管理指标

Ⅲ~ⅣA 期喉癌患者根治性手术完整切除（R0）率

计算公式：Ⅲ~ⅣA 期喉癌患者根治性手术完整切除率 =∑Ⅲ~ⅣA 期喉癌患者根治性手术后肿瘤完整切除的病例数 / ∑Ⅲ~ⅣA 期喉癌行根治性手术治疗患者的病例数 ×100%

参考文献

[1] 涂晓敏，任建君，赵宇. 头颈鳞状细胞癌危险因素及遗传风险的研究进展. 临床耳鼻咽喉头颈外科杂志，2022，36（5）：391-396.

[2] 龚恒，吴俐萍，吴倩，等. 1990—2019 年中国喉癌疾病负担分析. 中国医学前沿杂志（电子版），2021，13（12）：53-59.

[3] 彭晔炜，刘景诗，许可葵，等. 2009—2015 年湖南省肿瘤登记地区口腔癌发病与死亡分析. 中国肿瘤，2019，28（9）：680-688.

[4] 李建成，陈传俊，薛浩伟，等. 2015—2020 年皖北地区口腔癌发病与死亡分析. 蚌埠医学院学报，2022，47（12）：1693-1697.

[5] 李建成，陈传俊，薛浩伟，等. 2015—2020 年安徽皖北地区口咽癌发病与死亡分析. 中华全科医学，2022，20（8）：1411-1414.

[6] ANWEI Z, XIN S, FEI T Q, et al. Management practices of head and neck cancer in Chinese tertiary care hospitals: a multicenter questionnaire-based survey among oncologists. Cancer Control, 2020, 27(1): 1148337528.

[7] COHEN E, BELL R B, BIFULCO C B, et al. The Society for Immunotherapy of Cancer consensus statement on immunotherapy for the treatment of squamous cell carcinoma of the head and neck (HNSCC). J Immunother Cancer, 2019, 7(1): 184.

[8] MACHIELS J P, RENÉ L C, GOLUSINSKI W, et al. Squamous cell carcinoma of the oral cavity, larynx, oropharynx and hypopharynx: EHNS-ESMO-ESTRO Clinical Practice Guidelines for diagnosis, treatment and follow-up. Ann Oncol, 2020, 31(11): 1462-1475.

[9] LANG J, GAO L, GUO Y, et al. Comprehensive treatment of squamous cell cancer of head and neck: Chinese expert consensus 2013. Future Oncol, 2014, 10(9): 1635-1648.

[10] 张彬. 经口机器人手术治疗头颈部肿瘤：机遇与挑战并重. 中华耳鼻咽喉头颈外科杂志，2022（5）：541-544.

[11] 赵蜀琪，韩正学. HPV 阳性口咽癌治疗方法改进的研究进展. 临床耳鼻咽喉头颈外科杂志，2023，37（9）：740-747.

[12] 黄泽浩，李正江. 下咽癌手术治疗的临床进展. 国际耳鼻咽喉头颈外科杂志，2021，45（1）：43-47.

[13] 陈若沛，杜友红，彭福森，等. 头颈肿瘤切除术后缺损修复与重建中组织瓣研究进展. 国际耳鼻咽喉头颈外科杂志，2019，43（6）：356-359.

[14] 黄志刚，文卫平，毛薇，等. 头颈肿瘤的综合治疗策略. 临床耳鼻咽喉头颈外科杂志，2023，37（9）：673-690.

[15] SZTURZ P, WOUTERS K, KIYOTA N, et al. Weekly low-dose versus three-weekly high-dose cisplatin for concurrent chemoradiation in locoregionally advanced non-nasopharyngeal head and neck cancer: a systematic review and meta-analysis of aggregate data. Oncologist, 2017, 22(9): 1056-1066.

[16] AGUIAR P J, TADOKORO H, DA S G, et al. Definitive chemoradiotherapy for squamous head and neck cancer: cisplatin versus carboplatin? A meta-analysis. Future Oncol, 2016, 12(23): 2755-2764.

[17] HARRINGTON K J, BURTNESS B, GREIL R, et al. Pembrolizumab with or without chemotherapy in recurrent or metastatic head and neck squamous cell carcinoma: updated results of the phase Ⅲ KEYNOTE-048 study. J Clin Oncol, 2023, 41(4): 790-802.

[18] D'CRUZ A K, VAISH R, KAPRE N, et al. Elective versus therapeutic neck dissection in node-negative oral cancer. N Engl J Med, 2015, 373(6): 521-529.

[19] FASUNLA A J, GREENE B H, TIMMESFELD N, et al. A meta-analysis of the randomized controlled trials on elective neck dissection versus therapeutic neck dissection in oral cavity cancers with clinically node-negative neck. Oral Oncol, 2011, 47(5): 320-324.

[20] BULSARA V M, WORTHINGTON H V, GLENNY A M, et al. Interventions for the treatment of oral and oropharyngeal cancers: surgical treatment. Cochrane Database Syst Rev, 2018, 12(12): CD006205.

[21] MASSEY C, DHARMARAJAN A, BANNURU R R, et al. Management of N0 neck in early oral squamous cell carcinoma: a systematic review and meta-analysis. Laryngoscope, 2019, 129(8): E284-E298.

[22] WERMKER K, BELOK F, SCHIPMANN S, et al. Prediction model for lymph node metastasis and recommendations for elective neck dissection in lip cancer. J Craniomaxillofac Surg, 2015, 43(4): 545-552.

[23] ALKUREISHI L W, ROSS G L, SHOAIB T, et al. Sentinel node biopsy in head and neck squamous cell cancer: 5-year follow-up of a European multicenter trial. Ann Surg Oncol, 2010, 17(9): 2459-2464.

[24] CIVANTOS F J, ZITSCH R P, SCHULLER D E, et al. Sentinel lymph node biopsy accurately stages the regional lymph nodes for T1-T2 oral squamous cell carcinomas: results of a prospective multi-institutional trial. J Clin Oncol, 2010, 28(8): 1395-1400.

[25] GOVERS T M, HANNINK G, MERKX M A, et al. Sentinel node biopsy for squamous cell carcinoma of the oral cavity and oropharynx: a diagnostic meta-analysis. Oral Oncol, 2013, 49(8): 726-732.

[26] SAMANT S. Sentinel node biopsy as an alternative to elective neck dissection for staging of early oral carcinoma. Head Neck, 2014, 36(2): 241-246.

[27] BROGLIE M A, HAERLE S K, HUBER G F, et al. Occult metastases detected by sentinel node biopsy in patients with early oral and oropharyngeal squamous cell carcinomas: impact on survival. Head Neck, 2013, 35(5): 660-666.

[28] KOVÁCS A F, STEFENELLI U, SEITZ O, et al. Positive sentinel lymph nodes are a negative prognostic factor for survival inT1-2 oral/oropharyngeal cancer-a long-term study on 103 patients. Ann Surg Oncol, 2009, 16(2): 233-239.

[29] PEZIER T, NIXON I J, GURNEY B, et al. Sentinel lymph node biopsy for T1/T2 oral cavity squamous cell carcinoma--a prospective case series. Ann Surg Oncol, 2012, 19(11): 3528-3533.

[30] KIM D H, KIM Y, KIM S W, et al. Usefulness of Sentinel Lymph Node

Biopsy for Oral Cancer: A Systematic Review and Meta-Analysis. Laryngoscope, 2021, 131(2): E459-E465.

[31] GARREL R, POISSONNET G, MOYA P A, et al. Equivalence Randomized Trial to Compare Treatment on the Basis of Sentinel Node Biopsy Versus Neck Node Dissection in Operable T1-T2N0 Oral and Oropharyngeal Cancer. J Clin Oncol, 2020, 38(34): 4010-4018.

[32] CHONE C T, MAGALHES R S, ETCHEHEBERE E, et al. Predictive value of sentinel node biopsy in head and neck cancer. Acta Otolaryngol, 2008, 128(8): 920-924.

[33] HOKKAM E, GOMAA A, RIFAAT M, et al. The role of sentinel lymph-node biopsy in managing lip squamous cell carcinoma patients without clinical evidence of nodal metastasis. Gulf J Oncolog, 2013, 1(14): 57-62.

[34] SOLLAMO E M, ILMONEN S K, VIROLAINEN M S, et al. Sentinel lymph node biopsy in cN0 squamous cell carcinoma of the lip: A retrospective study. Head Neck, 2016, 38(Suppl 1): E1375-E1380.

[35] BERNIER J, DOMENGE C, OZSAHIN M, et al. Postoperative irradiation with or without concomitant chemotherapy for locally advanced head and neck cancer. N Engl J Med, 2004, 350(19): 1945-1952.

[36] COOPER J S, PAJAK T F, FORASTIERE A A, et al. Postoperative concurrent radiotherapy and chemotherapy for high-risk squamous-cell carcinoma of the head and neck. N Engl J Med, 2004, 350(19): 1937-1944.

[37] BERNIER J, COOPER J S, PAJAK T F, et al. Defining risk levels in locally advanced head and neck cancers: a comparative analysis of concurrent postoperative radiation plus chemotherapy trials of the EORTC (#22931) and RTOG (# 9501). Head Neck, 2005, 27(10): 843-850.

[38] COOPER J S, ZHANG Q, PAJAK T F, et al. Long-term follow-up of the RTOG 9501/intergroup phase Ⅲ trial: postoperative concurrent radiation therapy and chemotherapy in high-risk squamous cell carcinoma of the head and neck. Int J Radiat Oncol Biol Phys, 2012, 84(5): 1198-1205.

[39] BACHAUD J M, COHEN-JONATHAN E, ALZIEU C, et al. Combined

postoperative radiotherapy and weekly cisplatin infusion for locally advanced head and neck carcinoma: final report of a randomized trial. Int J Radiat Oncol Biol Phys, 1996, 36(5): 999-1004.

[40] KACZMAR J M, TAN K S, HEITJAN D F, et al. HPV-related oropharyngeal cancer: Risk factors for treatment failure in patients managed with primary transoral robotic surgery. Head Neck, 2016, 38(1): 59-65.

[41] DAHLSTROM K R, GARDEN A S, WILLIAM W J, et al. Proposed Staging System for Patients With HPV-Related Oropharyngeal Cancer Based on Nasopharyngeal Cancer N Categories. J Clin Oncol, 2016, 34(16): 1848-1854.

[42] GILLISON M L. Human Papillomavirus and Oropharyngeal Cancer Stage. J Clin Oncol, 2016, 34(16): 1833-1835.

[43] ADELSTEIN D J, RIDGE J A, BRIZEL D M, et al. Transoral resection of pharyngeal cancer: summary of a National Cancer Institute Head and Neck Cancer Steering Committee Clinical Trials Planning Meeting, November 6-7, 2011, Arlington, Virginia. Head Neck, 2012, 34(12): 1681-1703.

[44] LI R J, RICHMON J D. Transoral endoscopic surgery: new surgical techniques for oropharyngeal cancer. Otolaryngol Clin North Am, 2012, 45(4): 823-844.

[45] HINNI M L, ZARKA M A, HOXWORTH J M. Margin mapping in transoral surgery for head and neck cancer. Laryngoscope, 2013, 123(5): 1190-1198.

[46] CRACCHIOLO J R, BAXI S S, MORRIS L G, et al. Increase in primary surgical treatment of T1 and T2 oropharyngeal squamous cell carcinoma and rates of adverse pathologic features: National Cancer Data Base. Cancer, 2016, 122(10): 1523-1532.

[47] NICHOLS A C, THEURER J, PRISMAN E, et al. Radiotherapy versus transoral robotic surgery and neck dissection for oropharyngeal squamous cell carcinoma(ORATOR): an open-label, phase 2, randomised trial. Lancet Oncol, 2019, 20(10): 1349-1359.

[48] NICHOLS A C, THEURER J, PRISMAN E, et al. Randomized trial of

radiotherapy versus transoral robotic surgery for oropharyngeal squamous cell carcinoma: long-term results of the ORATOR trial. J Clin Oncol, 2022, 40(8): 866-875.

[49] PALMA D A, PRISMAN E, BERTHELET E, et al. Assessment of Toxic Effects and Survival in Treatment Deescalation With Radiotherapy vs Transoral Surgery for HPV-Associated Oropharyngeal Squamous Cell Carcinoma: The ORATOR2 Phase 2 Randomized Clinical Trial. JAMA Oncol, 2022, 8(6): 1-7.

[50] GARDEN A S, KIES M S, MORRISON W H, et al. Outcomes and patterns of care of patients with locally advanced oropharyngeal carcinoma treated in the early 21st century. Radiat Oncol, 2013, 8: 21.

[51] AL-MAMGANI A, VAN ROOIJ P, TANS L, et al. Toxicity and outcome of intensity-modulated radiotherapy versus 3-dimensional conformal radiotherapy for oropharyngeal cancer: a matched-pair analysis. Technol Cancer Res Treat, 2013, 12(2): 123-130.

[52] SHER D J, ADELSTEIN D J, BAJAJ G K, et al. Radiation therapy for oropharyngeal squamous cell carcinoma: Executive summary of an ASTRO Evidence-Based Clinical Practice Guideline. Pract Radiat Oncol, 2017, 7(4): 246-253.

[53] EISBRUCH A, HARRIS J, GARDEN A S, et al. Multi-institutional trial of accelerated hypofractionated intensity-modulated radiation therapy for early-stage oropharyngeal cancer (RTOG 00-22). Int J Radiat Oncol Biol Phys, 2010, 76(5): 1333-1338.

[54] DESCHUYMER S, NEVENS D, DUPREZ F, et al. Randomized clinical trial on reduction of radiotherapy dose to the elective neck in head and neck squamous cell carcinoma; update of the long-term tumor outcome. Radiother Oncol, 2020, 143: 24-29.

[55] O'SULLIVAN B, HUANG S H, SIU L L, et al. Deintensification candidate subgroups in human papillomavirus-related oropharyngeal cancer according to minimal risk of distant metastasis. J Clin Oncol, 2013, 31(5): 543-550.

[56] MEHANNA H, RISCHIN D, WONG S J, et al. De-Escalation After DE-ESCALATE and RTOG 1016: A Head and Neck Cancer InterGroup Framework for Future De-Escalation Studies. J Clin Oncol, 2020, 38(22): 2552-2557.

[57] PSYRRI A, RAMPIAS T, VERMORKEN J B. The current and future impact of human papillomavirus on treatment of squamous cell carcinoma of the head and neck. Ann Oncol, 2014, 25(11): 2101-2115.

[58] QUON H, FORASTIERE A A. Controversies in treatment deintensification of human papillomavirus-associated oropharyngeal carcinomas: should we, how should we, and for whom? J Clin Oncol, 2013, 31(5): 520-522.

[59] MASTERSON L, MOUALED D, MASOOD A, et al. De-escalation treatment protocols for human papillomavirus-associated oropharyngeal squamous cell carcinoma. Cochrane Database Syst Rev, 2014, 2014(2): CD010271.

[60] KOFLER B, LABAN S, BUSCH C J, et al. New treatment strategies for HPV-positive head and neck cancer. Eur Arch Otorhinolaryngol, 2014, 271(7): 1861-1867.

[61] MARUR S, LI S, CMELAK A J, ET AL. E1308: Phase II trial of induction chemotherapy followed by reduced-dose radiation and weekly cetuximab in patients with HPV-associated resectable squamous cell carcinoma of the oropharynx- ECOG-ACRIN cancer research group. J Clin Oncol, 2017, 35(5): 490-497.

[62] CHEN A M, FELIX C, WANG P C, et al. Reduced-dose radiotherapy for human papillomavirus-associated squamous-cell carcinoma of the oropharynx: a single-arm, phase 2 study. Lancet Oncol, 2017, 18(6): 803-811.

[63] CHERA B S, AMDUR R J, TEPPER J E, et al. Mature results of a prospective study of deintensified chemoradiotherapy for low-risk human papillomavirus-associated oropharyngeal squamous cell carcinoma. Cancer, 2018, 124(11): 2347-2354.

[64] CHERA B S, AMDUR R J, GREEN R, et al. Phase II Trial of De-Intensified

Chemoradiotherapy for Human Papillomavirus-Associated Oropharyngeal Squamous Cell Carcinoma. J Clin Oncol, 2019, 37(29): 2661-2669.

[65] MA D J, PRICE K A, MOORE E J, et al. Phase Ⅱ Evaluation of Aggressive Dose De-Escalation for Adjuvant Chemoradiotherapy in Human Papillomavirus-Associated Oropharynx Squamous Cell Carcinoma. J Clin Oncol, 2019, 37(22): 1909-1918.

[66] YOM S S, TORRES-SAAVEDRA P, CAUDELL J J, et al. Reduced-Dose Radiation Therapy for HPV-Associated Oropharyngeal Carcinoma (NRG Oncology HN002). J Clin Oncol, 2021, 39(9): 956-965.

[67] HEGDE J V, SHAVERDIAN N, DALY M E, et al. Patient-reported quality-of-life outcomes after de-escalated chemoradiation for human papillomavirus-positive oropharyngeal carcinoma: Findings from a phase 2 trial. Cancer, 2018, 124(3): 521-529.

[68] FERRIS R L, FLAMAND Y, WEINSTEIN G S, et al. Phase Ⅱ Randomized Trial of Transoral Surgery and Low-Dose Intensity Modulated Radiation Therapy in Resectable p16+ Locally Advanced Oropharynx Cancer: An ECOG-ACRIN Cancer Research Group Trial (E3311). J Clin Oncol, 2022, 40(2): 138-149.

[69] SINHA P, LEWIS J J, PICCIRILLO J F, et al. Extracapsular spread and adjuvant therapy in human papillomavirus-related, p16-positive oropharyngeal carcinoma. Cancer, 2012, 118(14): 3519-3530.

[70] IYER N G, DOGAN S, PALMER F, et al. Detailed Analysis of Clinicopathologic Factors Demonstrate Distinct Difference in Outcome and Prognostic Factors Between Surgically Treated HPV-Positive and Negative Oropharyngeal Cancer. Ann Surg Oncol, 2015, 22(13): 4411-4421.

[71] MAXWELL J H, FERRIS R L, GOODING W, et al. Extracapsular spread in head and neck carcinoma: impact of site and human papillomavirus status. Cancer, 2013, 119(18): 3302-3308.

[72] SINHA P, KALLOGJERI D, GAY H, et al. High metastatic node number, not extracapsular spread or N-classification is a node-related

prognosticator in transorally-resected, neck-dissected p16-positive oropharynx cancer. Oral Oncol, 2015, 51(5): 514-520.

[73] AN Y, PARK H S, KELLY J R, et al. The prognostic value of extranodal extension in human papillomavirus-associated oropharyngeal squamous cell carcinoma. Cancer, 2017, 123(14): 2762-2772.

[74] HAUGHEY B H, SINHA P. Prognostic factors and survival unique to surgically treated p16+ oropharyngeal cancer. Laryngoscope, 2012, 122(Suppl 2): S13-S33.

[75] FREITAG J, WALD T, KUHNT T, et al. Extracapsular extension of neck nodes and absence of human papillomavirus 16-DNA are predictors of impaired survival in p16-positive oropharyngeal squamous cell carcinoma. Cancer, 2020, 126(9): 1856-1872.

[76] MEHANNA H. Update on De-intensification and Intensification Studies in HPV. Recent Results Cancer Res, 2017, 206: 251-256.

[77] DENIS F, GARAUD P, BARDET E, et al. Final results of the 94-01 French Head and Neck Oncology and Radiotherapy Group randomized trial comparing radiotherapy alone with concomitant radiochemotherapy in advanced-stage oropharynx carcinoma. J Clin Oncol, 2004, 22(1): 69-76.

[78] ZUMSTEG Z S, KIM S, DAVID J M, et al. Impact of concomitant chemoradiation on survival for patients with T1-2N1 head and neck cancer. Cancer, 2017, 123(9): 1555-1565.

[79] YOSHIDA E J, LUU M, MALLEN-ST C J, et al. Stage I HPV-positive oropharyngeal cancer: Should all patients receive similar treatments? Cancer, 2020, 126(1): 58-66.

[80] HAUGHEY B H, HINNI M L, SALASSA J R, et al. Transoral laser microsurgery as primary treatment for advanced-stage oropharyngeal cancer: a United States multicenter study. Head Neck, 2011, 33(12): 1683-1694.

[81] GILLISON M L, TROTTI A M, HARRIS J, et al. Radiotherapy plus cetuximab or cisplatin in human papillomavirus-positive oropharyngeal

cancer (NRG Oncology RTOG 1016): a randomised, multicentre, non-inferiority trial. Lancet, 2019, 393(10166): 40-50.

[82] MEHANNA H, ROBINSON M, HARTLEY A, et al. Radiotherapy plus cisplatin or cetuximab in low-risk human papillomavirus-positive oropharyngeal cancer (De-ESCALaTE HPV): an open-label randomised controlled phase 3 trial. Lancet, 2019, 393(10166): 51-60.

[83] 王凯，曲媛，易俊林，等. 局部晚期头颈部鳞癌不同治疗方法的Ⅲ期随机对照研究再分析. 中华放射肿瘤学杂志，2020（7）：502-507.

[84] LEFEBVRE J L, CHEVALIER D, LUBOINSKI B, et al. Larynx preservation in pyriform sinus cancer: preliminary results of a European Organization for Research and Treatment of Cancer phase Ⅲ trial. EORTC Head and Neck Cancer Cooperative Group. J Natl Cancer Inst, 1996, 88(13): 890-899.

[85] LEFEBVRE J L, ROLLAND F, TESSELAAR M, et al. Phase 3 randomized trial on larynx preservation comparing sequential vs alternating chemotherapy and radiotherapy. J Natl Cancer Inst, 2009, 101(3): 142-152.

[86] HENRIQUES D F B, FORTPIED C, MENIS J, et al. Long-term update of the 24954 EORTC phase Ⅲ trial on larynx preservation. Eur J Cancer, 2016, 65: 109-112.

[87] JANORAY G, POINTREAU Y, GARAUD P, et al. Long-term Results of a Multicenter Randomized Phase Ⅲ Trial of Induction chemotherapy with cisplatin, 5-fluorouracil, ± docetaxel for larynx preservation. J Natl Cancer Inst, 2016, 108(4): djv368.

[88] POINTREAU Y, GARAUD P, CHAPET S, et al. Randomized trial of induction chemotherapy with cisplatin and 5-fluorouracil with or without docetaxel for larynx preservation. J Natl Cancer Inst, 2009, 101(7): 498-506.

[89] MACHTAY M, MOUGHAN J, FARACH A, et al. Hypopharyngeal dose is associated with severe late toxicity in locally advanced head-and-neck cancer: an RTOG analysis. Int J Radiat Oncol Biol Phys, 2012, 84(4): 983-989.

[90] SUN Y, GUO W, BAI Y, et al. Neoadjuvant dose-modified docetaxel in squamous cell carcinoma of the head and neck: A phase 3 study. Oral Dis, 2020, 26(2): 285-294.

[91] 曹铁俟，周梁，吴海涛，等. 下咽癌 386 例临床特征及疗效分析. 中华耳鼻咽喉头颈外科杂志，2016（6）：433-439.

[92] RÖDEL R M, STEINER W, MÜLLER R M, et al. Endoscopic laser surgery of early glottic cancer: involvement of the anterior commissure. Head Neck, 2009, 31(5): 583-592.

[93] ZOUHAIR A, AZRIA D, COUCKE P, et al. Decreased local control following radiation therapy alone in early-stage glottic carcinoma with anterior commissure extension. Strahlenther Onkol, 2004, 180(2): 84-90.

[94] SILVER C E, BEITLER J J, SHAHA A R, et al. Current trends in initial management of laryngeal cancer: the declining use of open surgery. Eur Arch Otorhinolaryngol, 2009, 266(9): 1333-1352.

[95] WARNER L, LEE K, HOMER J J. Transoral laser microsurgery versus radiotherapy for T2 glottic squamous cell carcinoma: a systematic review of local control outcomes. Clin Otolaryngol, 2017, 42(3): 629-636.

[96] YAMAZAKI H, NISHIYAMA K, TANAKA E, et al. Radiotherapy for early glottic carcinoma (T1N0M0): results of prospective randomized study of radiation fraction size and overall treatment time. Int J Radiat Oncol Biol Phys, 2006, 64(1): 77-82.

[97] MO H L, LI J, YANG X, et al. Transoral laser microsurgery versus radiotherapy for T1 glottic carcinoma: a systematic review and meta-analysis. Lasers Med Sci, 2017, 32(2): 461-467.

[98] YOO J, LACCHETTI C, HAMMOND J A, et al. Role of endolaryngeal surgery (with or without laser) versus radiotherapy in the management of early (T1) glottic cancer: a systematic review. Head Neck, 2014, 36(12): 1807-1819.

[99] FANG R, PENG L, CHEN L, et al. The survival benefit of lymph node dissection in resected T1-2, cN0 supraglottic cancer: A population-based propensity score matching analysis. Head Neck, 2021, 43(4): 1300-1310.

[100] GOWDA R V, HENK J M, MAIS K L, et al. Three weeks radiotherapy for T1 glottic cancer: the Christie and Royal Marsden Hospital Experience. Radiother Oncol, 2003, 68(2): 105-111.

[101] FORASTIERE A A, ZHANG Q, WEBER R S, et al. Long-term results of RTOG 91-11: a comparison of three nonsurgical treatment strategies to preserve the larynx in patients with locally advanced larynx cancer. J Clin Oncol, 2013, 31(7): 845-852.

[102] FORASTIERE A A, GOEPFERT H, MAOR M, et al. Concurrent chemotherapy and radiotherapy for organ preservation in advanced laryngeal cancer. N Engl J Med, 2003, 349(22): 2091-2098.

[103] SEMRAU S, SCHMIDT D, LELL M, et al. Results of chemoselection with short induction chemotherapy followed by chemoradiation or surgery in the treatment of functionally inoperable carcinomas of the pharynx and larynx. Oral Oncol, 2013, 49(5): 454-460.

[104] STOKES W A, JONES B L, BHATIA S, et al. A comparison of overall survival for patients with T4 larynx cancer treated with surgical versus organ-preservation approaches: A National Cancer Data Base analysis. Cancer, 2017, 123(4): 600-608.